やせてはいけない！

和田秀樹

内外出版社

はじめに

やせた！　と喜ぶ人は「やせ神話」に洗脳されている

みなさんは、昔に比べて食べる量が減ってきたと感じていませんか？

「どうも最近、食欲がわかない」

「食べることが億劫」

「昔みたいにたくさん食べられなくなった」

「少食になった」

こんなふうにおっしゃる多くの方の深層心理は――。

「うれしい、やせられる！」

じつはこの考えは、非常に危険です。

もしも最近やせてきたという方は、すでに老化速度が早まっている非常に危険なサインです。70歳以上になると、食事摂取量は50歳代と比較して約15％減少しているといわれているので、意識して食べないとどんどんやせてしまいます。

だから、「やせたい」と思っているあなたは、まだまだ若いのです。

あまりテレビなどではいわれていませんが、日本はやせすぎの女性が多く、標準体重の基準も血圧も塩分量もＷＨＯが定める基準よりも厳しすぎて、国際的にも批判されています。

私は本書で、みなさんへやせるとどんなリスクが高まるのかをお伝えしたいと思います。

やせるとエネルギー不足になって、心身の活力が低下します。高齢者の心身の活力低下は死に直結します。行きたい場所や会いたい人、食べたいもの、やりたいことができなくなるということです。

何よりやせると死亡率が高まります。男女ともBMIが19未満の方は、心筋梗塞などを起こしてから1時間以内に突然死する確率が、BMI23以上〜25未満の人よりも2倍高いと報告されています。

そのうえ免疫力が低下するので、感染症にかかりやすくなります。新型コロナウイルスの感染へのリスクがぐんと高まるということです。さらに、骨粗しょう症になりやすくなります。

若い女性であれば、月経異常を起こしやすくなり、不妊にもつながります。不妊外来の名医によると、「不妊に悩む女性の9割以上が、若いころダイエットしていた人」といいます。

また、体重の少ない子どもが生まれる可能性が高まります。やせていると栄養が不足がちになり、妊婦が低栄養だと、出生体重が２５００g未満の「低出生体重児」が生まれやすくなります。

日本は世界２位の低出生体重児の多い国です（ＯＥＣＤ健康統計２０１７年）。その子どもが成人すると、高血圧や糖尿病などの生活習慣病を引き起こす危険性が高まるというデータがあります。

年をとったらやせてはいけない

私の患者さんの中には、加齢によってどんどんやせてしまい、太りたくても太れない方が大勢いらっしゃいます。一旦やせてしまうと、悪循環にはまって、なかなかそこから抜け出せないのです。

だから、まだその悪循環にはまっていないみなさんに、ぜひお伝えしたいメッセージがあります。

絶対に、絶対にやせてはいけません

みなさんが一生若々しく元気で活動的にいられるためには、絶対にやせてはいけません。食べたいものを我慢せずによく食べ、栄養をつけて、心身の活力を維持して、よく寝て、よく動いて、よく遊ぶことがいかに大切かをお伝えしたいと思っています。

本書はやせることへの間違った認識をあらため、高齢者の体重減少の危険性についてお伝えする内容です。最後まで読まれたら、二度とやせたいと思わなくなるでしょう。それほどやせることは老化を早め、みなさんの健康を害することなのです。

やせることに喜びを感じてしまう原因は、現代社会から無意識に受けている洗脳です。資本主義社会は、「やせることは美しい」という世界では通用しなくなりつつある先入観や恐怖心を植え付けて洗脳することで、ダイエット商品が売れる仕組みが成立しています。

人間も動物も、生き物すべて、やせることに対しては本来、本能的に危機感をいだくようにプログラミングされています。

ところが、世の中は糖質制限ダイエットや脂肪がつきにくいお茶、メタボ予防、巣ごもりダイエットなど、日々太ることのデメリットとダイエットのメリットが盛んに伝えられています。これまでダイエットに失敗してきた方は、自らの生命を守ろうとする人間の本能に従った正しい行いだったのです。

特にテレビのBS放送では、「薄毛改善」「シワのばし美容液」「ダイエットと健康商品」が人気3大コマーシャルとして延々に流されています。「薄毛」「シワ」「ダイエットと健康」は、企業が儲かるアイテムです。みなさんは日々、「やせなきゃ」「太ったら身体に悪い」という洗脳を浴びています。

現に私自身、〝ちょっと太め〟の体型を維持しています。なぜなら年をとってやせるのは、老化を早める非常に危険な行為だからです。

本書は以下の構成になっています。

第1章では、ダイエットの歴史を紐解き、国や医者、企業、マスメディアがこぞって私たち国民に植え付けてきた「やせると健康になれる」と信じ込まされているダイエット神話の洗脳を解くことから始めます。

私たちがダイエット神話に洗脳されていることを話すと、「私が洗脳なんて、ありえない」「やせているほうが健康に決まっている」と、強く否定する方がいらっしゃいます。その強い否定こそ、洗脳されている証です。

例えば、久しぶりに会った友人に次のようにいわれたとしましょう。

「あれ、太った?」

この言葉をかけられたら、あなたはどう感じますか？

「やばい、やせなきゃ」

と嫌な気分になって落ち込んだり、ダイエットを決意したりするのではないでしょうか。やばい、やせなきゃと思ってしまった方は、すでにダイエット神話に洗脳されているのです。その洗脳を本書で解いていきたいと思います。

では、実際どんな人が年をとっても若々しく元気でいられるのでしょうか。結論をお伝えすると、〝ちょっと太め〟の人です。

私のようなちょっと太めの人が科学的に長生きすることがデータとして証明されています。その真実がなかなか広まっていかないのは、「ダイエット＆健康」で儲かっている企業が不利益を被るためです。

私は１９８８年から浴風会（よくふうかい）病院という老人ホームに併設された病院に勤務していま

した。高齢者専門の精神科医として、介護の現場や老人ホームなど病院以外も含めると、これまで6000人を超える高齢者の方々に接してきました。

老年医学のスペシャリストとしての経験を活かし、第2章では年をとってもやせずにふっくら若々しく元気な方がどのようなタイプかを、データに基づいてお伝えします。

第1章・第2章と読み進めた段階で、「やせることがいかに悪であるか」「やせようと思っていた私はなんてバカだったのか」「いままで私は国や医者やテレビに騙されていたのか」ということにハッキリとお気づきになるでしょう。

体重計に乗ったとき、昨日と同じ体重であることに、あるいは昨日よりも増えていることに、これまでのように落ち込むのでも、危機感を抱くのでもなく、「やった！」とガッツポーズをとりたくなるはずです。

第3章では「やせないための正しいライフスタイル」をお伝えします。国や医者、企業、マスメディアがいう健康情報がすべて正しいわけではないことにぜひ気づいてください。

老年医学のスペシャリストとして、私が本当に正しい健康情報をお伝えします。これまで常識だと思っていたことが次々くつがえされ、悟りの境地に達するはずです。この章では、みなさんが本当に正しい健康情報を身につけ、今日から行動変容を起こす背中を押したいと思っています。本当に正しい健康情報が、人を正しい道へと導きます。

第4章では、やせないためにお勧めしたいレジスタンス体操を紹介します。運動が苦手な方でも取り組みやすい内容にしました。

本書は、やせるために食べたいものを我慢してダイエットすることが、いかに無意味かをお伝えする内容です。意味がないどころか、悪そのものです。

その悪に気づかず、やせることはいいことだ、と大きな勘違いをして大切な人生を終えてほしくないのです。

やせるのは、老化を早める不健康なことであるばかりか、人生を台無しにしてしまいます。本書を通じて、次のメッセージをみなさんにお伝えしたいのです。

◎食べたいものは我慢せず、食べなさい。

◎周りの友人から「太った？」といわれたら喜びなさい。

◎医師から「食べ過ぎに注意してください」といわれても、ダイエットしない。

好きなものや食べたいものがあるというのは、つまりあなたは生命力にあふれている証明です。その食欲を否定することは、命を否定すること。自らの生きようとする生命力を奪うことです。

「好き」「食べたい」という欲求は、あなたの人生を豊かにします。

おいしいものを元気いっぱい食べられることが、いかに健康で幸せで豊かであるか、本書を通じてみなさんにお伝えしていきたいと思います。

和田秀樹

やせてはいけない！　目次

第4章　筋肉を増やす体操

第1章

やせたい人は
老化を早めたい人

年をとってから体重が減るのは危険

加齢による食欲減退と体重減少（やせること）は、大きなリスクが伴います。

体重が減った！

やせた！

そんなふうに喜ぶ人が多いのですが、私にいわせるとそれは老化を早めて喜んでいる行為です。私の場合、むしろやせると強い危機感を抱きます。やせないため、老化の進行を少しでも遅らせるための対策として、私自身、次のことを強く意識していま す。

いかに体重を減らさず、〝ちょっと太め〟を維持するか。

ちょっと太めを維持すると聞いて、驚かれた方も多いでしょう。

私はいかに体重を減らさないかを常に意識して1日を過ごしています。強く意識しないと、食べるのが面倒になったり、欠食しがちになるからです。年をとるとこんなふうに「無意識のダイエット」に陥る危険があるのです。

欠食によって栄養がとれないと、体重が減ります。そこでやせたと喜んではいけません。健康的にやせたのとは違い、このような欠食による体重減は、体内の水分減少と筋肉減少ですから、目に見えて体力が落ちて疲れやすくなり、肌に張りやツヤもなくなります。

「最近、動くとすぐに疲れる」
「日常の動作が億劫になった」
「何をするのも面倒くさい」

こんなふうな状態になると、運動量がますます減り、外出するのがだんだん億劫になります。ある日、気づいたときには「歩けない」という状態になり、将来、寝たきりになる日が来ることも否めません。

「無意識のダイエットの危険」について少し解説しておきます。

高齢者は、食べる量がそんなに減っているように見えなくても、あるいは見た目の体重にあまり変化がないように見えても、体重から脂肪を引いた「除脂肪体重」の割合が減少していることがあります。

「除脂肪体重」の主要な成分は、骨格筋、結合組織、細胞内液、骨です。つまり、筋肉量が減り、骨がスカスカになり、細胞内液が減って張りとツヤがなくなるということです。

この状態にプラスして、さらに栄養障害・摂食障害、そしてダイエットなどが加わってしまうと、除脂肪体重はさらに大きく減少します。

じつは、年をとった人は、摂食障害になりやすいのです。だんだん年とともに食べる量が減ってきたことを実感している方も多いと思いますが、若いころに比べて食事量は減ってしまうものです。太りやすいのは40代、50代の中年までです。

また、年をとると食べ物がうまく飲み込めない嚥下障害なども起こります。食べ物を食べる・飲み込むには筋力が必要です。その筋力が衰えるため、舌で口からのどへ食べ物を送り込めなくなるのです。

また、食べ物を飲み込むときには、気道を閉じるのに必要な分だけのど仏を持ち上げなければなりません。しかしうまく持ち上げられないと、食べ物が気管に入りやすくなります。例えば、みなさんには次のような症状はないでしょうか。

□食べるとむせる

□食事に時間がかかる

□ゴックンと飲み込みづらくなった
□形があるものを噛んで飲み込めない
□食べると疲れる
□食後に痰が出る
□食事をすると声が変わる
□食べ物が口からこぼれる
□飲み込んでも食べ物が口の中に残る
□食べ物がつかえる

これらは嚥下障害の代表的な症状です。この症状が出てくると、食事がうまくとれないために体重減、低栄養、脱水症状を起こしやすくなります。気がつくと「無意識のダイエット」を行っているのと同じ状態に陥っているのです。

怖いのは、飲み込んだものが食道ではなく気管に入ることです。これを誤嚥（ごえん）といいます。食べ物が気管に入ると通常はむせて気管から排出する反射機能が働きます。

しかし、年をとるとこの機能が鈍り、気管に入り込んでしまった食べ物を排出できず、肺炎を起こすリスクになります。それが誤嚥性肺炎です。これは日本人の死因の6位にあたります。

普段から食べることを面倒くさがっていると、噛んで飲み込む機能が徐々に衰えていきます。筋力は、その筋肉を使っていることを脳で意識しなければ高まりません。

怖いことに、認知症やその予備軍のMCI（健常者と認知症の中間にあたるグレーゾーンの段階にある軽度認知障害）の人たちは、筋肉の痛みや疲れを感じにくいという身体的特徴があります。認知症になると、筋肉と感覚神経とのつながりが悪く、筋肉の情報が脳に伝わりにくくなるからです。

食事は、食べ物をただ身体に入れればいいだけではありません。必要な栄養を自分の身体に供給すること。キッチンに立ったまま、コンビニで買ったパンを水で流し込むような食生活をしていると、食べる力・飲み込む力が衰えかねません。

食べるときは、「嚥下に意識を集中する」を強く意識することが大切です。食べたことをしっかり脳に伝えましょう。

食べ物を飲み込む6つの嚥下行動

ひとくちに「食べる」といっても、飲食物など食べるものを、「目で認識し、飲み込むまで」が摂食嚥下（えんげ）です。細かく分けると次のような6つの段階で行われています。

①食物の認識（先行期）

食物の大きさや硬さ、粘着性、温度などを目と鼻と唇で認知します。

②口腔への送り込み（準備期）

唇と舌を使うので、口輪筋と舌筋という筋肉を使って口の中に送り込みます。

③咀嚼と食塊の形成（準備期）

咬筋など口の中にあるさまざまな筋肉を動員して、食べ物をよく噛んで舌と唾液を使って食塊を形成します。

④舌根部・咽頭への送り込み（口腔期）

⑤咽頭通過、食道への送り込み（咽頭期）

咽頭から食道へ送り込みます。甲状舌骨筋という筋肉が喉頭蓋を閉じ、食塊が気道へ入るのを防ぎます。

⑥食道通過（食道期）

普段は当たり前のように「食べる」行為を行っていますが、食物を飲み込むためには、たくさんの筋肉が協調して、巧緻性がみごとに保たれています。

この嚥下行動は、加齢によって徐々に低下していきます。「口から食べられない＝寿命」ともいわれていますから、しっかり食べられること＝生命力の証といえます。嚥下は１日に６００〜２０００回といわれています。筋肉は、使わなければ老化していきますから、食べなければ徐々に食べる筋肉が衰えていきます。食べることは、食べるために使う「咀嚼筋トレ」を日常的に行うのと同じことです。

食べ物を咀嚼するたびに行う「咀嚼筋トレ」をすれば、イキイキとした若々しい表情を保つことにもつながります。咀嚼すると、顔の表情をつくる筋肉「表情筋（顔面神経支配）」の一部がしっかり働くからです。食べることは、つまり見た目の老化の進行を遅らせることでもあるのです。

「噛むと認知症を予防する」とよくいわれますが、噛むと脳が刺激を受けて、認知機能の衰えを防ぐことにつながります。食事の回数が減るということは、つまり食べ物を噛む回数が減るということ。噛まなくなると、噛むための筋線維が細くなったり、脂肪変性が起こったりして筋力の低下を引き起こします。

食べる回数が減ると、顎の変形なども起こり、「食べる力」がさらに衰えていきます。「食べる」ことによる噛む刺激が脳に伝わりにくくなり、脳の働きにも影響してくるのです。

ちなみに、老けた印象を強く与える「ほうれい線」は、頬の筋肉（表情筋）が皮膚に付着（起始停止）することによってできる溝です。噛む回数が減ると、口輪筋が弱くなり、周囲の表情筋もあまり動かなくなり、表情が乏しくなります。口角が下がったいわゆる老人顔になってしまいます。

表情筋が衰えると頬がたるみやすくなり、ほうれい線の溝が深くなります。食事回数を減らすダイエットをすると、顔の脂肪が減り、頬がたるんで深いほうれい線をつくる原因になるのです。

輪っかテストであなたの「筋肉やせ度」をチェック

日本では75歳からは後期高齢者と呼ばれますが、実際この年齢を境に脳卒中や心筋梗塞、がんなどの病気にかかるリスクが増えます。また、75歳以上になると要介護の認定を受ける人の割合が大きく上昇します。

要介護になる主な原因の1位は認知症ですが、4人に1人が「高齢による衰弱」と「骨折・転倒」です。転倒の主な原因は、加齢による身体機能の低下、病気や薬の影響、運動不足です。

「やせたほうが健康によい」と信じている人が多いのですが、年をとってからやせることは、とても危険です。高齢者がやせることはイコール筋力低下だからです。ちょっとした段差でつまずいて転んで骨折したりなど、筋力低下は要介護を招きます。

年齢を重ねるにつれて筋肉量が減る老化現象をサルコペニアといいます。

サルコペニアはサルコともいわれ、ギリシャ語の筋肉「サルコ」と喪失を意味する「ペニア」を合わせた造語で、本書ではこの状態を「筋肉やせ」としてお伝えしていきます。

筋肉が減る（やせる）と、歩いたり立ち上がったりする日常生活の基本的な動作が難しくなり、転倒しやすくなります。65歳以上の高齢者の15％程度が「筋肉やせ」（サルコ）に該当すると考えられています。

ここで簡単にできる「筋肉やせ」チェックを紹介します。

【輪っかテストのやり方】

①椅子に座る
②両足裏を床につける
③前かがみになって利き足でないほうのふくらはぎのいちばん太いところを、両手の親指と人さし指で囲む（利き足がわからなければ、両足に行う）

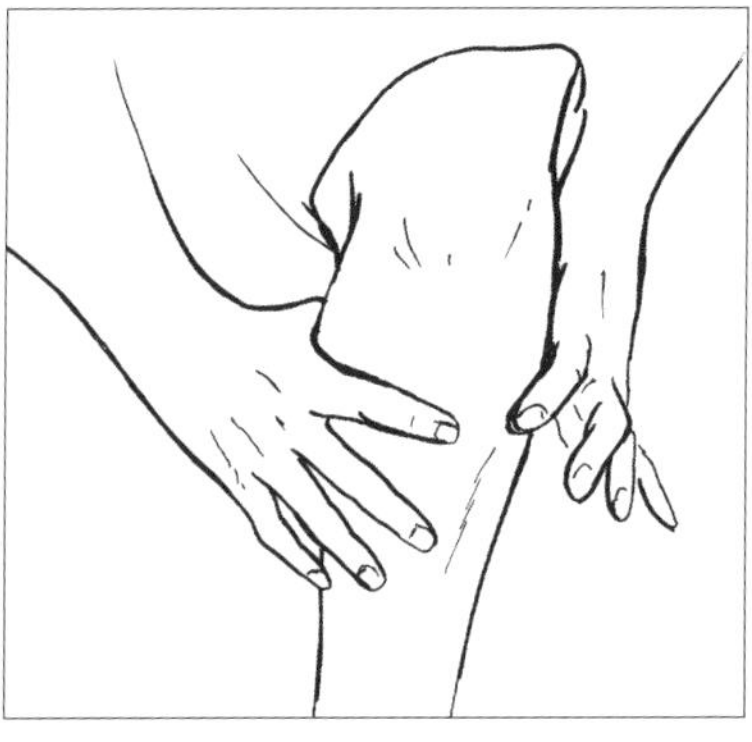

【診断】

①指先どうしがつかず、ふくらはぎを囲めない↓「筋肉やせ」の可能性はほぼなし
②ちょうど囲める↓「筋肉やせ」リスクは①の**2・4倍高い**
③隙間ができてしまう↓「筋肉やせ」リスクは①の**6・6倍高い**

①

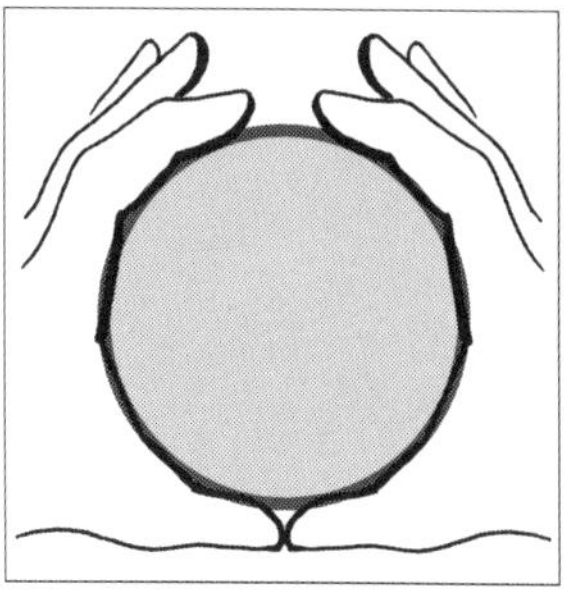

②

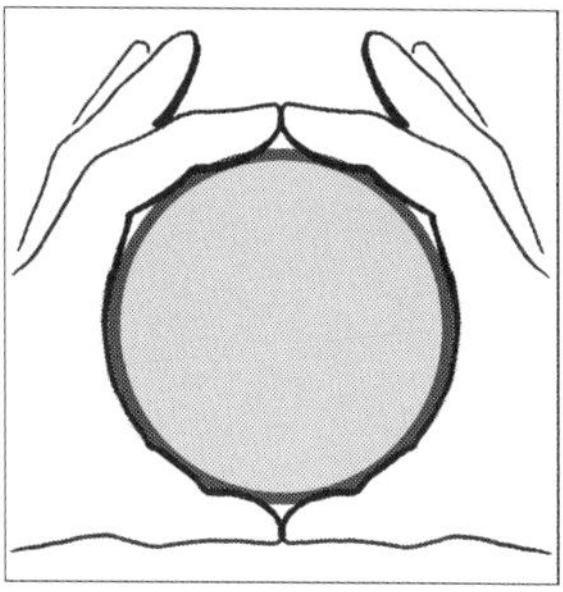

③

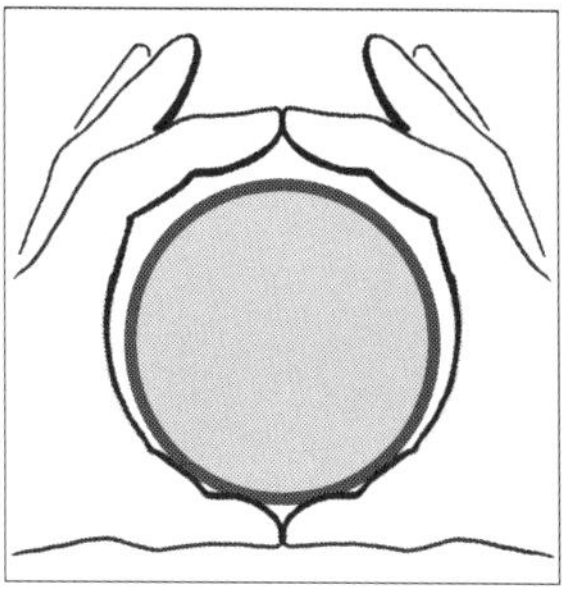

もしも、以前は渡れた横断歩道で青信号のうちに渡りきるのが難しくなっていたり、ペットボトルのふたが開けづらくなったなどの自覚症状がある方は、「筋肉やせ」の可能性が十分あります。

「この1年間で5kg以上やせた」「動くとすぐ疲れる」といったことがあったら危険です。いまからでも遅くはありません。3章でご紹介するやせないための生活にいますぐ切り替えましょう。

やせる↓転倒しやすくなる↓骨折↓入院↓認知症へ

1週間寝たきり状態になると15％の筋力が低下します。3〜5週間では50％の筋力が落ちるといわれます。運動を2週間しないと、高齢者は筋肉の4分の1を失うというデンマークのコペンハーゲン大学の研究もあります。同研究では、失った体力を取り戻すのに3倍以上の時間を要することも明らかになりました。

寝たきりで心身の活動性が低下することで引き起こされる病的状態を「廃用性症候群」といいます。子どもや若い人にも起こる症状ですが、加齢によって身体機能が低下していると、この症候群になりやすくなります。

骨折などで動けないと、運動量がさらに減って、心身の機能が低下します。どのような機能が低下するか、具体的に紹介しましょう。

【筋骨格系】

1週間の絶対安静で10〜15%、3〜5週間で50%まで低下します。動かさないために筋肉の萎縮も起こり、2か月以内に筋肉の量は半分になります。関節も拘縮し、動かしにくくなったり、可動域が狭くなり、転倒の危険がさらに高まります。

ですから絶対に転倒しないよう注意が必要です。骨折などしたら、寝たきりリスクがぐんと高まります。

【循環器系】

心臓から送られる1回の血液の量が6〜13%減少し、身体全体に酸素が運ばれにくくなります。心機能が低下し、持久力が落ちるため、疲れやすくなります。ふくらはぎに深部静脈血栓症といった血の塊ができる症状も見られます。

【消化器系】

活動量が低下するため食欲が低下し、やせやすくなります。引っ越して環境が変わったり、退職して生活スタイルが変わったりなど、さまざまな変化により、食欲減退や便秘症状も見られることがあります。

新型コロナウイルスによる自粛によって、外出や活動の機会が減っている人も多いでしょう。自粛すればウイルスのリスクは避けられるかもしれませんが、別のリスクを招きます。

健康な高齢者の方が10日間安静にしていると、下肢の筋肉量は6・3%減少し、膝伸展筋力は15・6%低下するといわれています。これは、いわば10日間の安静によって、10歳年をとるのと同じくらいか、それ以上の筋力低下につながります。

下肢の筋力が低下すると、歩幅が小さくなります。片足で自分の体重を支えられないため、ちょこちょことした歩行になり、小さな段差にもつまずきやすくなります。

転倒すれば骨折につながり、入院。認知症になることもあります。

椅子に座るとき、ドスンと座ってしまう人を目にすることがあると思いますが、ドスンの原因は、膝を曲げて体重を支える筋力がなくなっているためです。

私はコロナ禍では患者さんにこんなふうに伝えてきました。

「マスコミやテレビに出ている医者の言葉を信じて自粛していると、歩けなくなりますよ。ソーシャルディスタンスをとっていれば大丈夫ですから、散歩したり、外に出かけてたくさん動いてくださいね」

私がこんなふうにいくらアドバイスしても、感染を恐れて、家族に薬をとりによこしたりなど、コロナを恐れて外出しません。

しかし、コロナにかからなくても、足腰が弱り、筋肉が落ちてやせ、ほかの病気にかかったり、認知症が進んでしまった方もこの時期大勢いらっしゃいます。

確かに散歩したり外に出かけるのが億劫になるのはわかります。私も以前はほとんど歩きませんでした。どこへ行くにも車で移動していました。

しかし、3年前に血糖値が600／dLを超え、糖尿病と診断されたとき、歩くことを始めました。するとどの薬を使っても効かなかった血糖値が、毎日歩くようにしたところ、ぐんぐん下がりました。これには私自身がいちばん驚きました。

「インスリンだけは打たない。食事とお酒も我慢しない。だから歩くことだけはする」

私のこの選択は正解だったのです。

筋肉が減ると危険だといわれる理由

私たちの身体には、大きいものから小さいものまで400とも600ともいわれる数の筋肉が存在しています。筋肉は、身体を動かす働きのほか、基礎代謝を上げ、血液やリンパの循環を促すといったさまざまな働きをしています。

筋肉が減ると、さまざまなリスクが挙げられます。

- 免疫機能の低下
- 血糖値の上昇
- 活動量の低下による認知機能、運動機能の低下

筋肉は、構造や働きの違いによって骨格筋、心筋、平滑筋の3つの種類に分けられます。

骨格筋…筋肉全体の約40%を占める人体最大の臓器
心筋…心臓を動かしている筋肉
平滑筋…消化管や血管を動かすことで、消化や血流の助けをする筋肉

3つの種類の筋肉の役割をあらためて見てみると、「やせて筋肉が減ったらまずいぞ」ということに気づかれるはずです。

ひとつめの骨格筋は、身体活動を支え、血液中の糖や脂質の多くを消費する「代謝臓器」とされています。この筋肉は、運動することで増やすことができます。

残念なことに私たちの筋肉量は、40歳を境にだんだん減少していく傾向にあります。30歳から減少するというデータもあります。

毎年1%ずつ減り続け、筋トレや積極的なタンパク質摂取などによって筋肉を増やす努力をしなければ、20年後には20%、30年後には30%の筋肉が減ってしまいます。

そして、60歳を越えるとその減少率がさらに加速し、70歳を越えたころから次のような自覚症状を認めるようになります。

・よくつまずく

・立ち上がるときに足の筋肉だけでは立てず、手を使う
・ペットボトルのキャップを開けるのに苦労する
・立ちっぱなしがつらい
・階段を下りるのが怖い
・猫背の姿勢のほうが楽
・すぐに疲れる
・足がむくみやすい

筋肉は活力エネルギーを生み出す工場ですから、筋肉が減ってしまえば疲れやすくなり、やる気もわきません。それだけではなく、筋肉が減ると肺炎や感染症、糖尿病などさまざまな病気のリスクも高まります。

筋肉の大切な8つの役割

あらためて筋肉が持つ大切な役割についてまとめます。やせること、つまり「筋肉やせ」がどれほど危険かを理解するはずです。

①姿勢を保持する

筋力が弱ると姿勢をしっかり保持できないため、自分の力でまっすぐに椅子に座れない人も出てきます。介護施設ではまっすぐに座れない人をよく見かけます。

姿勢を保持する筋肉がしっかりついていれば、加齢によって起こりやすい転倒による怪我・骨折などを予防することができます。

②血液循環をよくする

筋肉は「第二の心臓」ともいわれています。骨格筋が収縮することによって、血管が収縮し、血液を心臓へ戻すポンプの働きをします。

やせる（＝筋肉が減る）と心臓へ血液を戻すことがものすごく大変で、心臓に大きな負担がかかります。階段を少し上っただけで息切れするのは「筋肉やせ」が原因かもしれません。

③代謝を上げる

筋肉は、糖質と脂質を分解してエネルギーを産み生し、熱を発生する基礎代謝を行っています。体温を一定に保ち、生命活動を維持するために必要な基礎代謝を筋肉が担っています。

筋肉がついていると、エネルギー源となる糖質と脂質の代謝がしっかり行われます。足が冷えたり、寒い寒いといって冷え性で悩んでいる方は、筋肉が減っている可能性が考えられます。

身体が熱をつくれなくなると免疫力も低下します。体温が上がると、血液中の白血球に含まれる免疫細胞が活性化され、免疫力が高まります。体温が1℃上がると、免疫力は5〜6倍になるとされています。

④身体を守るクッション

身体の中には内臓や血管、神経など大切なものがたくさんあります。筋肉がないと、外部からの衝撃から大切なものを守ることができません。筋肉は重要なクッションの役割を果たしています。

⑤水分の貯蔵庫

やせて筋肉がないと、熱中症にかかりやすくなります。高齢者が夏場に脱水症状で運ばれるのは、筋肉量の減少が原因のひとつです。

筋肉は、身体全体の約6割の水分を保持しています。筋肉量が減ると、いくら水分補給をしても水を蓄えることができません。そのため脱水症状や熱中症などになりやすくなります。

⑥免疫力を上げる

筋肉は免疫力を高める作用があります。骨格筋内のアミノ酸は、リンパ球などの免疫細胞を活性化します。筋肉量が減ると、風邪をひきやすくなったり、インフルエンザやコロナなどの感染症にかかりやすくなります。やせると免疫機能の低下につながるので、高齢者のダイエットはとても危険です。

⑦筋肉を動かすこと（運動）により、さまざまな生理活性物質が分泌される

筋肉には、生理活性物質を分泌する働きがあります。それを「マイオカイン」といい、30種類以上発見されています。

例えば、そのひとつのイリシンが血流に乗って脳に運ばれて、神経細胞を活性化する物質を分泌する、と考えられています。

ほかにも糖と脂質の代謝を促進して脂肪肝改善と体脂肪分解を促進したり、骨形成

を促進して骨粗しょう症を予防したり、動脈硬化の予防、抗炎症作用、大腸がんの抑制、膵臓でインスリン分泌を高める、脂肪組織を燃えやすい褐色脂肪細胞に変える……など、運動にはさまざまな効果があるのです。

⑧認知症の予防

加齢により筋量と筋力が低下すると、認知症の併存率が高いことが報告されています。長期間の入院によって認知症発症リスクが高まることも報告されています。

高齢者が低栄養になりやすい7つの理由

高齢者は、バランスのよい食生活をするのが難しくなっています。まちがった知識や思い込み、テレビでいわれているからといった理由で、高齢者にとっての正しい食生活が送れていないことがあります。

あるいは、血圧・血糖値・コレステロールの値が高いなどの理由で、食事制限を余儀なくされている方もいるかもしれません。服用する薬によっては、味覚が変わったり、食事中に眠くなってしまうこともあるかもしれません。入れ歯や差し歯が合わず、噛むと歯が痛くて、食べることが難儀になっているかもしれません。

原因はもしかしたら孤食かもしれません。ひとり暮らしや、高齢者だけで暮らす世帯では、毎食毎食ちゃんと料理をするのが大変ですね。するとつい手軽でいつもと同じメニューになりがちです。

健康によいといわれる食品ばかり食べていませんか？

消化によいものばかり食べていませんか？

カロリーの高いものを避けていませんか？

脂っこいものをなるべく食べないようにしていませんか？

野菜は身体にいいからといって極端な野菜中心の食事にしていませんか？

これらはすべて低栄養を招く原因です。健康オタクの人ほど、まちがった食生活をしていることがじつは非常に多いのです。

高齢者の食事量が減って、低栄養に陥りやすい理由は次の7つです。

①食欲が落ちて、少食になり、食事の全体量が減る
②味覚と嗅覚が鈍り、食事がおいしいと感じられずに食事量が減る
③噛む力の衰えや唾液の分泌量が低下（噛みきれない肉類の摂取量が減る傾向にあり、ふわふわしたパンなどでお腹を満たしている）
④食べているようでも消化吸収の力が弱くなっていて、栄養素が身体に吸収されにくい
⑤偏った食生活

⑥医者にいわれて食事制限をしている
⑦メニューがワンパターンになる

食欲の低下、味覚の鈍り、噛む力の衰え、消化吸収力の低下……。聞くだけで落ち込んでしまいますね。だけど、これが人間です。加齢による身体機能の低下、それが老化です。偏った食生活をしていると亜鉛不足を招き、気がつかないうちに味覚障害を起こしていることもあります。

だからこそ、食べたい気持ちがあるうちに、食べたいもの・好きなものを我慢せずに食べてくださいね。

「ああ、食べ過ぎちゃった」と落ち込まず、自己嫌悪に陥らず、食べ過ぎなど気にせず、食べられる元気があるうちに食べてください。

世界中のありとあらゆるデータで「ちょっと太めが一番長生きする」という結果が

出ているのですから、安心して食べていいのです。

年をとったらレジスタンス運動で抵抗しよう

抵抗運動といっても、世の中に抵抗しなさいといっているのではありません（笑）。

レジスタンス運動とは、筋肉に負担をかける動きを繰り返し行い、筋肉の低下を防ぐ運動です（203ページ「筋肉を増やす体操」）。

この運動には主に3つの目的があります。

①筋肉量を増やす
②筋力の向上を促す
③筋持久力の向上を促す

加齢によって筋力低下が起こりやすいのは、腕（上肢）よりも足（下肢）の筋力です。下肢の筋力が低下すると、歩行能力も低下するためロコモに陥りやすくなります。

「ロコモ」はロコモティブシンドロームの略で、英語で移動することを「ロコモーション（locomotion）」、移動できる能力があることを「ロコモティブ（locomotive）」といいます。

「立つ」「歩く」といった機能（移動機能）が低下している状態のことをロコモ（ロコモティブシンドローム）といいます。もしも自分が次のような状態になったことを想像してみてください。

・膝や腰が痛くて、歩けない
・会いたい人に会いに行けない
・行きたい場所に行けない
・誰かの手を借りないと、トイレに行けない
・レストランに家族と一緒に行けない

移動の自由が奪われる行動制限は、心身に非常に大きなストレスがかかりますよね。みなさんはコロナ禍で、自粛と行動制限による心身ストレスをすでに味わったので、自由に動けないつらさが十分おわかりでしょう。

自分で1日のスケジュールを自己決定することや、自分の意思で行動することが奪われることは、人間の尊厳にかかわる問題です。家族以外の人と会える機会が奪われることで、孤独を感じやすくなります。

いまはコロナによる自粛も変わり、ソーシャルディスタンスを保てば、自分の意思で散歩したりレストランに行ったり、自由に動けます。

では、レジスタンス運動の3つの効果をお伝えします。

【レジスタンス運動の3つの効果】

①疲れにくくなる

筋タンパク質の合成が分解を上まわり、骨格筋量が増加します。すると筋力と筋持久力が向上し、日常生活動作能力（ADL）が向上します。

ADLとは、家庭における、歩行や移動、食事、更衣、入浴、排泄、整容などの身の回りの基本的な身体動作のこと。基本的な日常生活動作能力が低下し、要介護になると、これら生きるために必要なことを自分ひとりではできなくなってしまいます。

②ありのままの自分が好きになって幸福感がアップする

レジスタンス運動を継続していると、①のような筋力・筋持久力・日常生活動作能力（ADL）が向上していきます。すると「自分ならできる」「きっとうまくいく」といった自己効力感が高まります。

目標を達成するために必要なことは、「自分ならできる」「きっとうまくいく」と自分を信じることができる「認知」です。

これまでのあなたは、「どうせ失敗するだろう」とダイエットでの挫折を繰り返してきました。そんな方は自己効力感を持てなくなっています。

しかし、あなたは十分レジスタンス運動ができる能力があります。

自分がその能力を持っていることを信じてください。

信じることによって、無条件に「自分には価値がある」と認めることができる＝幸福感が身体の奥からわき起こってきます。

人は幸福になるために生まれてくるのだと私は考えています。やせているから、お金があるから価値ある存在なのではありません。能力があるから、容姿が優れているから幸せなのでもありません。

レジスタンス運動によって、ありのままのいまの自分の存在価値を無条件に受け入れられるようになると思っています。その状態が「幸せ」というのではないでしょうか。

③骨粗しょう症の予防

女性の場合、骨密度のピークは20歳前後です。40歳代半ばまではほぼ一定を維持し、50歳前後から低下していきます。年をとってから骨粗しょう症になるかどうかは、20歳前後の時点で、どれだけ骨量を最大にできていたか、貯めておけたかが大きいのです。若いときにダイエットでカルシウム摂取量などが十分でないと、骨粗しょう症になる確率は高まります。

骨密度が低下する主な原因は、女性ホルモンの分泌量減少です。それに加え、腸管でのカルシウムの吸収が悪くなったり、カルシウムの吸収を助けるビタミンDをつくる働きが弱くなるなどの理由があります。

加齢によって食事量が減ったり、生活習慣の変化によって活動量が減ったりも、骨粗しょう症の原因になります。レジスタンス運動が骨密度の減少を軽減することが期待できます。

この3つ以外にもレジスタンス運動で怪我や転倒防止や高血圧の方の安静時血圧低下、血中脂質値の改善、心臓血管疾患リスク軽減などたくさんの効果が期待できます。

年間21万人以上の拒食症患者がいる日本

日本で医療機関を受診している摂食障害患者者は、1年間に21万人といわれています。さらに「自分が摂食障害であると自覚していない」「いまの症状が病気であることを知らない」「治療を中断している」という方も多数いるのが現状です。

みなさんにも次のような症状に心当たりはありませんか?

□体重が増えることへの恐怖がある

□体重や体型への不満がある

□食事の量やカロリーを常に意識して制限しなければいけないと感じる
□食べられない
□食欲がない
□自尊心が低い（「私はダメな人間だ」と自己否定してしまう）
□大量に食べてしまい、自分では食欲コントロールができない
□抑うつ気分／不安／気分の変化が大きい
□食べたものを自分で嘔吐する
□標準的な体重だが、自分では太っていると感じる
□食べ物のことが頭から離れない
□睡眠の障害がある
□さまざまな身体の症状がある
（例：疲れやすい、寒がり、胃もたれ、便秘、むくみやすいなど）

□極端な体重の増加や減少がある
□周囲や社会から孤立している

これらは、厚生労働省ホームページ「みんなのメンタルヘルス」に掲載されている摂食障害の一般的な症状です。

摂食障害の主な原因は、メンタルから来ています。高齢者の5％ぐらいがうつ病と推定されます。うつ病と躁うつ病で治療を受けている約100万人の患者のうち、60代以上が4割です。ほかに100万人くらいの高齢者は、うつ病なのにほったらかしにされています。

厚生労働省のホームページでは、摂食障害を次のように説明しています。

「食事の量や食べ方など、食事に関連した行動の異常が続き、体重や体型のとらえ方などを中心に、心と体の両方に影響が及ぶ病気をまとめて摂食障害と呼びます」

ご自身にもいくつか当てはまることがありませんか。

摂食障害は10代から20代の若者がかかることが多いのですが、思春期にこのような摂食障害にかかると、自分の力だけでは嘔吐を繰り返すことをなかなかやめられない女性も多くおられます。なぜなら、家族や友人などには相談しにくい症状だからです。食べたものを吐くなどと、なかなか人にはいえませんね。

「中高年になっても、若いときと同じ体重を維持するほうが長生きする」というまちがった情報に、多くの人がふりまわされています。

これは大きなまちがいです。中年太りを気にして無理なダイエットをしていると、低栄養の危険があるばかりか、抑うつ気分や不安におそわれるなど、メンタルまでやられてしまいます。

食べることは、人生最大の楽しみのひとつではないでしょうか。世の中のダイエットブームに翻弄されて、せっかくの楽しみを自ら捨て、食事をするたびに気分を落ち込ませるのはおかしな話です。

年をとってうつになりご飯が食べられないと、すぐに脱水症状を起こしてしまいます。次に起こるリスクは、肺炎、脳梗塞です。そうなると寝たきりにまでなりかねません。

「メタボ対策」よりも「フレイル予防」が重要なわけ

最近よくフレイルという言葉を耳にするのではないでしょうか。フレイルとは虚弱のことで、健康と要介護の中間にいる状態です。年をとって心身の活力（筋力・認知機能・社会とのつながりなど）が低下した状態です。

病気ではないけれど、年齢とともに「気がつくと」筋力や心身の活力が低下し、介護が必要になりやすい、健康と要介護の間の虚弱な状態に陥ります。

ここで注目してほしいのは、「気がつくと」という部分です。意識してレジスタンス運動をしたり、社会とのつながりを維持をしていかないと、フレイルが徐々に進行していきます。

抵抗運動をしなければ、気がつくとある日、立てない・歩けない・自分でトイレに行けない・ひとりでご飯が食べられない・字が書けない・身支度できないといった要介護になるということです。筋力も食欲も意欲も、加齢とともに減少していくからです。

東京都医師会のホームページにも次のように記されています。

「中年期以前とは異なり、高齢期のBMIは少し高めのほうが、栄養状態や総死亡率の統計からみてもちょうどよいことがわかってきました。メタボ対策よりも、しっかり食べて栄養状態を保つフレイル予防に考え方をシフトしましょう」

つまり、フレイルの次は、要介護状態へ進むと考えられています。フレイルを見極めるポイントは5つです。

①体重減少

半年で5％以上減ると、心や身体に隠れた病気がある可能性も考えられます。5％は、50kgの人なら2・5kg以上。60kgの人なら3kg以上です。

②筋力の低下

筋力の低下は、加齢によって誰にでも起こる生物学的な変化です。それ以外では次のような低下原因が考えられます。

・筋肉を使わない
・栄養が不足している
・病気や薬の影響による

すでにご紹介した「筋肉やせ」（サルコペニア）は、フレイルの中核的な特徴です。

③歩行速度（移動機能）の低下

フレイルの代表的な特徴で、私たちの老いの状態を総合的に反映するものです。歩くのが遅いということは、次のような原因が考えられます。

・加齢に伴う運動器の障害
・心肺機能が低下している
・脳や神経の病気
・貧血や消耗性疾患など

④疲れやすい

フレイル高齢者は疲れやすいのが特徴です。原因と考えられるのは次の４つです。

特に多剤服用によって移動機能が低下すると、転倒してしまうケースがあります。6種類以上の薬を服薬されている方は、かかりつけ医の先生とよく相談しましょう。

・心の病気
・体の消耗をきたす病気
・心肺機能の低下を招く状態
・多剤服用（ポリファーマシー）

⑤活動性の低下

人と会うのを面倒に感じ、活動する機会が減っているときは注意が必要です。原因は以下です。

・意欲の低下
・抑うつ

・移動能力の低下に関連する病気や状態
・社会的な環境の変化（新型コロナウイルスによる外出自粛や引っ越し、退職など）

「イレブン・チェック」表でフレイル度チェック

具体的にフレイルの状態になっていないか、東京大学の高齢社会総合研究機構が監修した「イレブン・チ

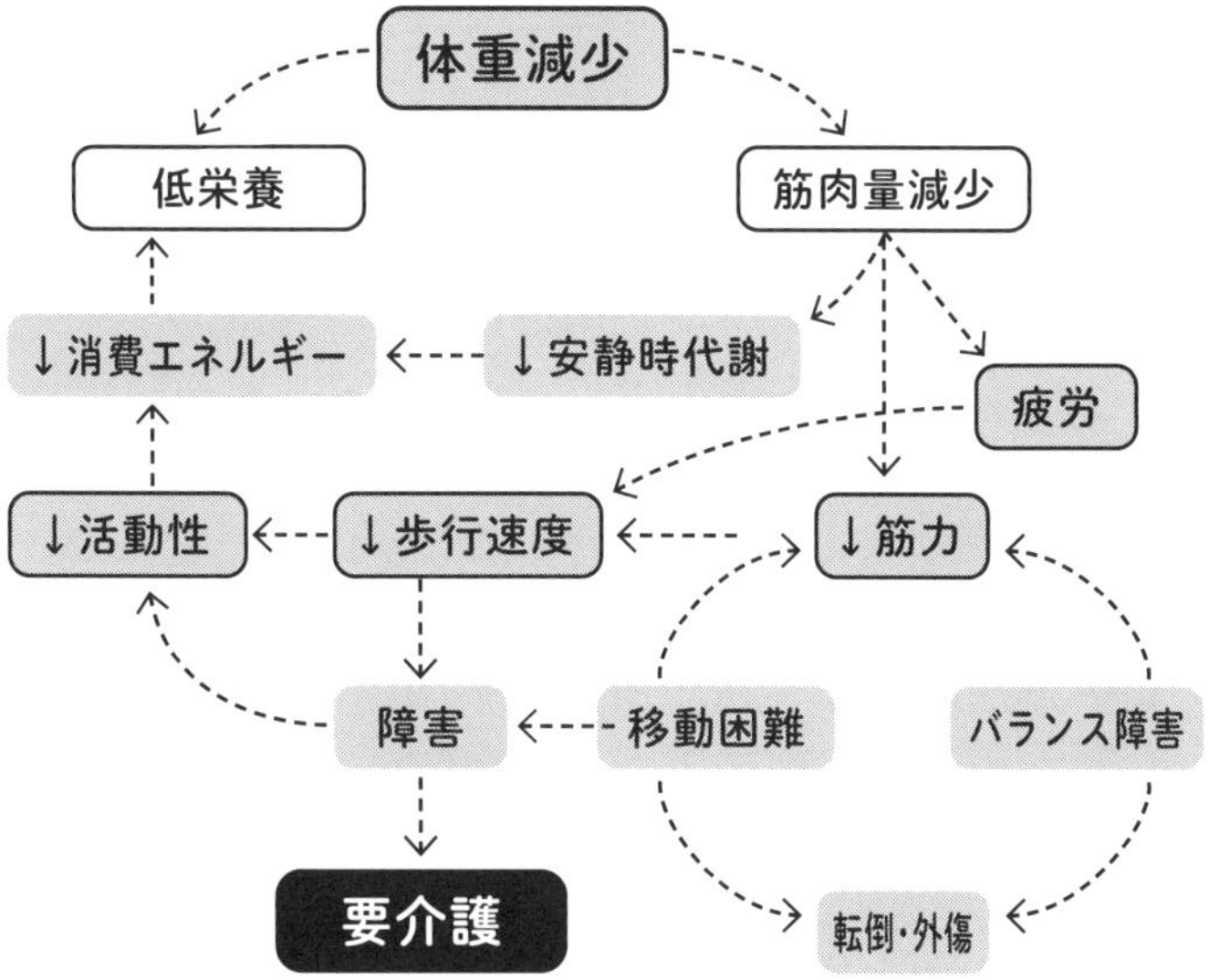

ェック」表でチェックしてみてください。

【栄養のフレイル】

Q1　ほぼ同じ年齢の同性と比較して健康に気をつけた食事を心がけていますか？

Q2　野菜料理と主菜（肉または魚）を両方とも毎日2回以上は食べていますか？

Q3　「さきいか」「たくあん」くらいの固さの食品を普通に噛みきれますか？

Q4　お茶や汁物でむせることがありますか？

【身体のフレイル】

Q5　1日30分以上の汗をかく運動を週2回以上、1年以上実施していますか？

Q6　日常生活で歩行または同等の身体活動を1日1時間以上実施していますか？

Q7　ほぼ同じ年齢の同性と比較して歩く速度が速いと思いますか？

【社会的なフレイル】

Q８　昨年と比べて外出の回数が減っていますか？

Q９　１日１回以上は、誰かと一緒に食事をしますか？

Q10　自分が活気に溢れていると思いますか？

Q11　何よりもまず、物忘れが気になりますか？

フレイルには、低栄養や口腔機能低下、運動器障害といった「身体的フレイル」と、軽度認知障害（ＭＣＩ）やうつ、認知症といった「精神・心理的フレイル」、そして、閉じこもりや孤立、孤食といった「社会的フレイル」の３つの側面があります。

「つまずいて転んでしまった」「青信号で渡りきれなくなった」「ペットボトルのふたが開けられない」といった身体的なフレイルが増えてくると、次に現れるのが「こころのフレイル」です。自分が家族の足手まといになっているのではないか、何の役にも立たない不要な人間なのではないか、と生きていることに意味を見いだせなくなってしまいます。

意外と知られていないことですが、70代の大きなリスクはうつ病です。うつになると身体を動かすのが億劫になり、外出する意欲がなくなったり、食事をつくるのが面倒になったりなど、負のサイクルにはまり、さらに記憶力、認知力の低下から認知症になるリスクを高める原因になります。

うつになると、食欲が落ちてみるみるやせていきます。

健康寿命は栄養のよしあしで決まる

人とのつながりが希薄になると、認知機能が著しく低下する恐れがあります。

このように人と会う機会が減ると、テレビが一番の友達になって、テレビからの情報がすべてになります。特定の人とだけ、あるいはテレビとだけコミュニケーションを取り続けると、与えられた情報や考えに偏りが生まれ、柔軟な考え方ができなくなっていきます。これが洗脳の始まりです。

情報には根拠のないウソが膨大に含まれます。情報の発信者に利益をもたらすように「このサプリメントを買うと、やせて美しくなれる」「いますぐ買えば●円お得」と見る人を煽ります。

物事には必ずよい面と悪い面の両方あります。例えば、コーヒー。カフェインは脳を活性化したり、胃の働きを活発にします。一方で、カフェインの影響で眠れなくなったり、吐き気やめまいなどの体調不良を引き起こす場合もあるなど、よい面と悪い面があります。

ダイエットも同じです。物事を「善」と「悪」の二元論的に判断してはいけません。高齢者のダイエットは老化を早めるだけです。「ダイエットは健康によいものだからよいことである」「肥満は悪いことである」と決めつけるのは、すっかり洗脳されてしまっている可能性があります。

洗脳する側は、「こうすれば絶対にやせる」「これを食べれば絶対に健康になる」と都合のいい情報だけを刷り込もうとします。その情報を鵜呑みにしないでください。

「それが本当に正しいの？」

「根拠はあるの？」

と疑問を持つことが大切です。

医学も科学もテクノロジーも日々進歩しています。昨日は正しかったことが、今日は別の答えが正しいことも多いのです。

例えば、かつてはウニやイカはコレステロールの塊だからよくないといわれました。しかしいまは、魚介類に含まれる脂肪酸（ＥＰＡやＤＨＡ）は脳梗塞や心筋梗塞を防ぐともいわれています。

卵においても、かつては厚生労働省による「日本人の食事摂取基準」では、コレステロールは動脈硬化の要因になるリスクがあることから、目標量が設定されていました。

しかし本来、私たちの身体は食品からのコレステロールの摂取量が多くても、体内での生産量が少なくなるように調節され、コレステロールは常に一定に保たれるように調節されています。食品からのコレステロールの摂取量が血中コレステロール値に影響する、という根拠は十分でないことがわかっています。

もしも最近になっても「卵の食べ過ぎに注意してください」などという医者がいたら、同じ医者として恥ずかしい限りです。

研究の結果、目標量を定めるにあたっての十分な科学的根拠がないため、目標量の設定はなくなりました。厚生労働省による「日本人の食事摂取基準（2020年版）」では、コレステロールの目標量は設定されていません。

二元論的な判断に囚われず、「どちらもありかもしれない」という柔軟さを持つことが若さを保つ秘訣でもあるのです。

私は30年以上にわたって高齢者専門の精神科医として医療現場に携わってきました。その経験の中で、確信したことがいくつかあります。

◎気持ちが若く、いろいろなことを続けている人は、長い間若くいられる

◎栄養のよしあしが、健康寿命を決める

◎人々を長生きさせる医療と、健康でいさせてくれる医療は違う

高齢者をあまり診ていない人による旧来型の医療常識に洗脳されてはいけません。

ちょっと太めのほうが高齢になってからの死亡率は低く、血圧や血糖値にしても高めのほうが頭がはっきりします。それを薬で下げるから頭がぼんやりして、思わぬ事故を起こしたりするのです。

医者は、高血圧や高血糖の人に塩分制限や食事制限を課して、生きる楽しみを奪います。味気ないものを食べさせられたら、元気のないお年寄りになって当たり前です。どうぞ好きなものを我慢せずに、食べたいものを食べて人生を楽しんでくださいね。

中高年になって体重が増えても気にしない

中高年の女性は、女性ホルモンの「エストロゲン」の減少などにより、「脂質代謝が低下」し、体重が増えやすくなる傾向があります。エストロゲンには、余分な脂肪の蓄積を防ぐ作用があるからです。エストロゲンは初潮を迎えるころから増え始め、20〜30代をピークにそれ以降はどんどん減っていきます。

中高年になって体重が増えるもうひとつの理由は、筋肉量の低下による「基礎代謝の低下」です。

筋肉は、体の内側から体型を支えるコルセットの役割も果たしているので、筋肉が衰えると、脂肪が重力に引っ張られるため体型が崩れてしまうのです。

また、筋肉量が減ると基礎代謝量も減ります。基礎代謝は、10代後半をピークに低下し、40代を境に50代、60代で急激に落ちていきます。基礎代謝量が低下すると、消費するカロリーも少なくなるため、摂取カロリーと消費カロリーのバラ

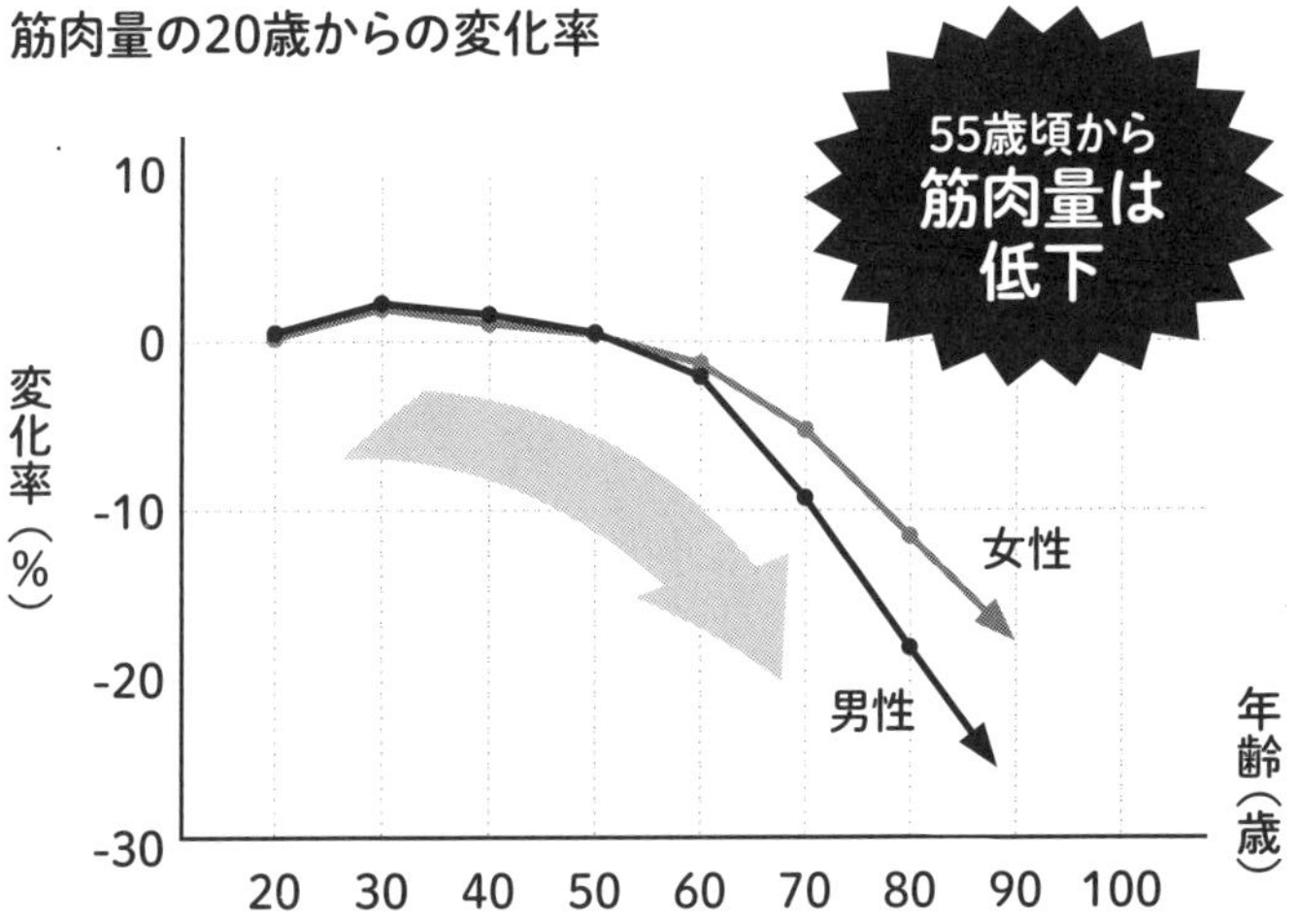

ンスが崩れ太りやすくなるのです。

だからといって高齢になっても若いころと同じ体重を維持するためにダイエットで食事の量を減らすと、身体に必要な栄養素をとることができなくなり、大変危険です。ダイエットとリバウンドを繰り返し、目標体重を達成できない自分自身がダメ人間に思え、自己不全感にも陥ります。

BMI値が25を少しでも超えただけでも、世の中の医者は口をそろえて「健康のためにもう少しやせましょう」とみなさんにいってきました。

日本医師会は「BMI値が25を超えると危険」としていますが、それを鵜呑みにしては絶対にいけません。医者のいうことを聞いてダイエットなどしたら、低栄養になって早死にしてしまいます。

これまで懸命にダイエットをしてこられたみなさん。本当によくここまでがんばってこられました。しかし、もうダイエットする必要などありません。この年齢になったら、ダイエットでがんばらなくていいのです。

ぜひ食べたいもの、好きなものを我慢せずに食べてください。これまで洗脳されてきたダイエット神話を、次のふたつの言葉で解き放ってください。

◎食べることは、悪ではない
◎ちょっと太めのほうが元気に長生きできる

健康診断の「BMIは22が理想」は大ウソ

「食べることは、悪ではない」「ちょっと太めのほうが元気に長生きできる」

この言葉を証明するデータを紹介しましょう。

ダイエットしないと健康になれない、という強迫観念の檻から、みなさんをダイエットのない自由の世界へ解放したいと思います。いまのあなたはダイエットの檻の中に閉じ込められているのと同じ状態です。

日本肥満学会は、ＢＭＩが22を適正体重（標準体重）とし、統計的にもっとも病気になりにくい体重としています。25以上を肥満、18・5未満を低体重と分類しています。

ＢＭＩはボディマス指数と呼ばれ、体重と身長から算出される肥満度を表す体格指数です。

計算式は、**BMI ＝ 体重kg ÷（身長m）^{2}**

例えば、あなたが体重60kg、身長１６０㎝（１・６ｍ）であれば、式は次のようになります。

60 ÷（1.6×1.6）＝23.4

あなたのＢＭＩは23・４となります。

本来であれば、同じ体重でも脂肪量や筋肉量が違うので、この計算方法には限界があるのですが、計算式がとても簡単なこともあり、現在では世界共通に用いられています。

日本肥満学会が理想とするBMIは22ですが、耳を疑ってしまう事実があります。それは、「BMI22で総死亡率が最低になった」との研究結果は、中高年を対象に含んだものでは、日本にも欧米にもどこにもないという事実です。

事実はこうです。

もっとも死亡率が低いのは、BMI24～27・9

いわば私のような〝ちょっと太め〟の人が、もっとも長生きに向いています。このデータは、1980年、「循環器疾患基礎調査」で、30歳以上の男女1万人を対象に、14年にわたる追跡調査の結果によるものです。もっとも死亡率が低いのは、BMI24～27・9のグループでした。日本肥満学会が理想とするBMI22は、明らかにやせすぎです。

九州大学第二内科でも、福岡県久山町で13年間、40歳以上の住人2000人を対象に同様の調査が行われています。結果は、総死亡率が最低になったのが、BMI23〜25の〝ちょっと太め〟の人々でした。

むしろ気にしてほしいのは、BMI18・5未満の「やせている人」です。食べたいものを我慢してダイエットしたら、栄養不足になって確実に老化を加速させます。

じつは赤ちゃんの出生体重も、その後の人生と大きくかかわっています。出生体重が重い赤ちゃんは、将来、健康であることが多いばかりでなく、知能指数（IQ）も高く、所得も高いことが科学的にも証明されています。

かつて妊婦健診時の体重測定で、「これ以上、増やさないようにしてください」などと叱られた経験を持つ女性は多いのではないでしょうか。小さく産んで大きく育てるといった間違ったキャッチコピーのもと、厳しい体重管理指導が行われていた背景には、妊娠中毒症を減らす目的がありました。しかし、低出生体重児は、2型糖尿病や高血圧、脂質異常症などの生活習慣病になるリスクが高いことがわかりました。

やっとそのリスクに気づき、先進国の中でも飛び抜けて低体重児が多く厳しい体重制限を行う日本への世界からの批判もあり、日本産科婦人科学会が2021年3月になってやっと新たに「妊婦の体重増加指導の目安」を公表しました。現在は、妊娠中の体重を制限するどころか、積極的に増やす必要があることがわかっています。

「やせ神話」に洗脳され続けてきた日本女性たちが、妊娠しても太りたくない、という心理はわかります。しかし、それは女性たちが悪いのではありません。「やせることがよいことである」と洗脳し続けてきた日本の社会が悪いのです。

世界と比較しても厳しすぎるBMI基準値で健康診断でメタボを目の敵にし、太っていることがまるで不摂生に食べ過ぎたり、運動不足が原因のダメ人間に扱う風潮があります。

太っていることは自己責任である、という考え方は明らかに間違っています。

モデルの死亡が相次ぎ、海外ではやせすぎモデルを規制

世界全体を見てみると、日本人女性のやせすぎが大きな問題になっています。1983年の20歳代女性のやせすぎは14・6%でしたが、1993年には17・1%、2003年には23・4%と激増しています。

世界では、やせすぎモデルによる若年女性のやせ願望や肥満恐怖、自尊心や食行動に与える悪影響が徐々に報告されるようになりました。その後、医療業界からも規制を求める声が上がるようになりました。

2006年8月2日、22歳のウルグアイ出身のトップモデル、ルイゼイ・ラモスさ

んがファッションショーに出演中、キャットウォークを歩いた後に気分不良を訴え、控室で死亡しました。死亡時のBMIは14・5。死因は摂食障害に伴う低栄養によるものでした。その半年後、同じくモデルの18歳の妹、エリアナ・ラモスさんも摂食障害で死亡しました。

アメリカのモデル団体は、ファッションモデルの31%が摂食障害を持ち、64%がやせろといわれた経験があると報告しています。

やせすぎモデルの死亡が相次ぎ、やせすぎモデルの女性の心身に対する悪影響が明らかになり、欧米各国や業界団体はやせすぎモデルの規制に乗り出しました。

2006年、イタリア政府は、BMI18・5以下と16歳未満のモデルを規制しました。スペイン政府はBMI18以下のファッションモデルのファッションショー出場の禁止措置をとりました。

2012年にイスラエルがBMI18・5以下のファッションモデルのファッション

ショーと広告への出演禁止と、画像を修正した際はそれを明記することを法律として制定しました。

フランスでは4万人が拒食症、そのうちの9割が女性です。2015年に、「BMI18以下のモデルは活動禁止」をフランス国民議会が打ち出したところ、業界からの猛反撃があって断念し、2017年にBMI数値を設定せずに「極端にやせているモデルは活動禁止」という法律が施行されました。

欧米各国では、摂食障害の発症を予防するために、やせすぎモデルを規制する取り組みが進んでいます。それなのに相変わらず日本はやせているモデルを起用し続けています。どうして日本ではそのような取り組みが行われないのか本当に不思議です。

「やせ神話」をつくったダイエットの歴史

ダイエットの歴史をたどると、日本の元祖健康本といえば、儒学者の貝原益軒が83歳のときに書き残した健康指南書『養生訓』でしょう。江戸時代から300年続くベストセラーで、この思想が日本人の心に深く染みついているように思います。

彼は『養生訓』で次のようなことを述べています。

「腹八分たれ」

「節度のある飲食を基本とせよ」

「およそ食べ物は、淡泊なものを好むのがよい。高カロリー、味が濃いもの、脂っこいものなどをたくさん食べてはならない」

「老人は食を少なめに」

「食事は抜くことも必要」

「ひどく疲れたときに多くを食べてはならない」

確かに一理ありますが、高齢者は食べ過ぎよりも食べない悪のほうが多いのです。

さて、明治以降のダイエットの歴史をふりかえってみましょう。

日本は明治維新以降、鹿鳴館時代に西欧化が進みます。女性はコルセットをつけてドレスアップしました。ファッションは洋装化され、食事も菜食から肉食化が進んでいきます。

日本人の平均寿命が初めて50歳を超えたのは、1947（昭和22）年でした。

1953（昭和28）年2月1日、NHK放送会館で日本初のテレビ本放送が始まりました。コマーシャリズムの始まりです。金銭的な利益を得ることを第一とする考え方ですから、他のあらゆる価値よりも営利を最優先させます。

1967（昭和42）年、イギリスのファッションモデル「ミニスカートの女王」ツイッギー（当時18歳）が来日しました。彼女をイメージしたコンテストが催されるほどの過熱ぶりで、これよって女性の９割がミニスカートをはくようになったといわれています。みなさんも当時、ミニスカートをはかれたのではないでしょうか。

ツイッギーの身長は１６５㎝、体重41㎏と報道されています。この小枝のような華奢な体型に多くの女性が憧れました。計算すると、彼女のＢＭＩは15・０６です。ＢＭＩが18を切ると死亡率が50％も上がってしまうのに、そんなことも知らない当時の多くの女性はツイッギーのようにやせることに憧れました。その後、過激なダイエットや強力なやせ薬、人工的な美容整形に拍車がかかりました。

それまでは原節子さんや京マチ子さんのようなふっくらした女優が日本映画では人気がありました。

１９６８年（昭和43）年になると、日本のＧＮＰは米国に次ぎ世界第２位になりました。１９７０年（昭和45）年に大阪万博が開かれ、日本の高度経済成長のピークを迎えます。このとき、弘田三枝子著『絶対やせる ミコのカロリーBOOK』が150万部の大ベストセラーとなりました。

1971年（昭和46）年、ニクソン・ショックの後、円高が始まり、外国製品が安く買えるようになり、ルームランナーやぶら下がり健康器などのホームフィットネス用品が一大ブームを巻き起こします。

音楽に合わせてステップしながら激しく体を動かす有酸素運動「エアロビクス」が広がったのが1981年。りんごダイエットやこんにゃくダイエット、紅茶きのこダイエット、リンパの流れをよくするタワシダイエットなど、さまざまなダイエットが登場します。

1988年に出版された骨盤ダイエットの元祖ともいわれる川津祐介著『こんなにヤセていいかしら』は200万部の大ヒットとなりました。一方で、1980年代にカーペンターズのカレンさんが拒食症で亡くなる出来事に、多くの人が衝撃を受けました。

90年代に入ると、我慢するダイエットから、ややお手軽なダイエットがブームになります。ダイエットスリッパや風船ダイエット、髪をしばることで頭部のツボを刺激する髪しばりダイエットが代表例です。

そして、2004年、ダイエット・フィットネス界の「鬼軍曹」ビリー・ブランクスによる「ビリーズブートキャンプ」が大ブームになりました。7日間の減量プログラムを消化する短期集中型のエクササイズで、日本ではDVDが150万枚、世界では1000万枚の大ヒットとなりました。

ほかにもダンベル体操やキャベツダイエット、寒天ダイエット、ホットヨガ、デトックスダイエット、朝バナナダイエット、酵素ダイエット、骨盤矯正ダイエットと続きます。

2010年代に入ると、レシピ本『体脂肪計タニタの社員食堂』が大ブームとなりました。

この中のダイエットを一度は試した方もいらっしゃるのではないでしょうか。いま70代の方であれば、「エアロビクス」がブームになったのは20代のころでしょうか。たくさんのダイエットブームにふりまわされてきた歴史です。

高齢者が食事の摂取量が減少するリスク

いま骨粗しょう症に悩んでいる方は、骨密度がピークになる20歳前後にダイエットをした経験をお持ちかもしれません。

70歳以上高齢者の食事摂取量は、50代と比較して約15％減少するといわれています。

その要因はさまざまです。加齢によるものだけではなく、ひとり暮らしや日常生活動作能力（ＡＤＬ）の低下といった社会的・経済的要因もあります。

それ以外にも、医者が処方した基礎疾患への薬物の作用や厳しい食事療法などの医学的要因などが複雑に重なりあっています。

高齢者が食事の摂取量が減ると、次のようなさまざまな身体的・精神的なリスクが生じます。

【高齢者が食事の摂取量が減少するリスク】

・全身倦怠感
・動くとすぐに疲れる、活動量の低下
・めまい
・唾液分泌の低下や味覚、嗅覚の減退
・嚥下障害
・消化管運動の低下
・眠れない

・皮膚や毛髪の異常
・体温低下
・徐脈
・浮腫（むくみ）
・日常生活動作能力（ADL）の低下
・生活の質（QOL）の低下
・注意散漫
・焦燥
・うつ
・認知症　など

認知症においては、中年期であれば肥満が認知症のリスクになりますが、高齢者の場合は、〝ちょっと太め〟と過体重が認知症発症に抑制的に働きます。だから絶対にやせてはいけません。70歳以上になって食事摂取量が50代と比べて約15％も減少するのに、どうしたら〝ちょっと太め〟と過体重を維持することができるのでしょうか。

その具体的な方法について、私自身が取り組んでいる実践法と、いつまでも若々しく元気な女性がどうしているかを参考にしながら、第２章でお伝えしていきたいと思います。

第2章

いつまでも若々しく
元気でいられる人とは?

この章では、若々しく元気な人のサンプル例をたくさん紹介していきます。「うそでしょ！」と信じられないことがあるかもしれませんが、本当です。

いまここで、「うそでしょ」といった方は、長生きできます。

なぜなら、疑問を持つ目は非常に大事だからです。そんな批判的な視点を持っている人ほど、健康リテラシーが高いのです。

この章では、これまで30年以上にわたって高齢者専門の精神科医として医療現場に携わってきた経験から、どんな人が若々しく元気でいられるのかをお伝えしていきます。

他人と自分を比較しない。「いまの自分が一番」と思っている

テレビを見ているとやせてプロポーションのいい女優さんやモデルさんがたくさん

登場してきます。そんなとき、あなたの中にどのような感情がわきますか？

「ああ、私もあんなふうになりたい」と憧れる。

「私なんてあんなふうになれるはずがない。ああ、ダメな私」と落ち込む。

「どうせ食べたいものを食べずに我慢しているんでしょ、ふん」と嫉妬する。

「素敵だな」と相手の美点を褒める。

これらの感情は人間ですから、あって当然。そんな自分を否定する必要はありません。

これから残された人生を、自由に元気いっぱい楽しむためには、まずはしっかり食べることが何より大切ですが、その前に高齢者専門の精神科医としてみなさんにお伝えしたいことがあります。

他人を羨むのでも恨むのでもなく、他人のよさを褒め、そしてありのままの自分を認めて褒めてください。

それが若々しく元気でいられる第一の秘訣です。

人は褒められて、承認されて輝きます。他人に褒められるのでも承認されるのでもなく、あなた自身が自分を褒めてください。あなたにはまだまだ伸びしろがあります。

「どうせ私は後期高齢者だから、無駄だ」

そんなふうに思わないでください。

残された人生をどんなふうに生きるかを決めるのは、あなたです。

「どうせ私はダメだ」と卑下するか。

「私ってすごい」と自分を褒めるか。

自分をどうとらえるかによって、残りの人生に大きな差が生じます。

「いまの自分が一番」と思うには、自分と他人は別の人間で、まったく別物であることを知ることです。他人と自分を比べても意味がありません。あなたは世界にひとつだけの花なのです。

いまの自分が一番と思うことは、わがままではありません。自分を大切にできる人です。自分を大切にする人が、いつまでも若々しく元気でいられるのです。

自分を大切にしていますか?

自分を大切にするためには、しっかり食べることです。

ゆる〜く生きている

いまさらあらためていうまでもないことですが、体重や血圧、コレステロールの値などすべてにおいて、年齢や体質によって人それぞれ異なるのが当たり前です。それが個性です。

健康診断では「基準値」なるものが示されます。その数値を基準にして、医者はあなたの健康を「よい」とか「悪い」などと判断します。そんな数字に惑わされないでほしいのです。

数値がよいから健康とはかぎらないからです。私たちの身体は、その人の身体や生き方に合うように、体内で調整されています。基準も正常もありません。

また、身体の外から受ける環境や内部の変化があっても、体温や血糖、免疫などが一定に保たれるよう身体がコントロールしています。それが生体恒常性（ホメオスタシス）というものです。

それなのに医者は、健康診断で中高年以上の方々をわざと若い人たちの基準値に当てはめて、薬をたくさん飲ませようとします。

頭が痛いときに痛みを和らげるために薬を飲むのはいいのですが（私もよく飲みます）、数値を基準値にするためだけに薬を延々と毎日毎日、飲み続けるのはお勧めしません。

たとえ薬で数値が基準値になっても、それがあなたの「正常値」とはかぎりません。

頭がボーっとしたり、だるかったり、日々のＱＯＬ（生活の質）が下がってしまうことも多いからです。

私がみなさんに願うのは、この本を読んで「ちょっと太め」の人を見たら、「ああ、私もあんなふうになりたい」「素敵だな」と思うようになることです。

ちょっと太めの人は、やせている人よりも長生きで、肌や髪に張りと潤いがあって、エネルギーを脂肪の中に蓄えているので、熱量が高く、元気で活動的です。

やせていると疲れやすく、シワが目立つので老けて見えることも多いのです。私がそのことをずっといい続けてきた甲斐もあって、いまや「ちょっと太め」の方は、みんなの憧れの的になりつつあります。

他人と比較するのではなく、長所も短所も含めて「いまの自分が一番」「いまの自分が好き」という気持ちで毎日を過ごしてください。

「人は人、自分は自分」とスッパリと割り切れると、ストレスとは無縁になり、人生がバラ色になります。

あなたは自分らしく自分の人生を生きていますか？

YES　or　NO
あなたらしく生きられれば、あなたは人生を全うできます。

人はそれぞれ年齢も体型も性格も考え方もすべて違います。でも、すべての人に共通することがひとつあります。それは、人はやがて死んでいくということです。

最期に「いい人生だった、ありがとう」と満足しながら死ぬか。

自分の生き方に納得できず、さまざまな不満を抱えながら「あのときああすればよかった」と後悔して死んでいくか。

どちらが幸せでしょうか。

もっとやせようとかダイエットしようとか、いまのあなたは十分に素晴らしい（ただし、２０３ページの「筋肉を増やす体操」だけはやってくださいね）。

「幸せ」とは本人の主観です。他人が決めるものではありません。自分がどう考えるかによって決まります。

「それって本当?」と疑う目を持っている

この本を手にとられた方は、物事を自分の頭でちゃんと考えられる健康リテラシーの非常に高い人だと私は感じています。

自分の頭で物事を考えられない人は、医者がいうことやテレビでいっていることを、すぐにそのまま鵜呑みにしてしまいます。洗脳されやすいのです。薬を飲まないほうが健康を維持できる場合も多いのに、医者のいうことを聞いてずっと出された薬を飲み続けている人が私の周りに大勢います。

昔は、「先生のいうことを聞く子がいい子」でした。しかし、いまはまったく逆です。

「先生のいったことは、本当に正しいのか？」

そんなふうに先生がいったことへの疑いの目を持てる子のほうが、将来的に高い所得を得る可能性が高まる時代になっています。なぜなら科学も医学もすべての学問は、疑う目を持つことで進歩するからです。

卵はコレステロールが高いから食べ過ぎに注意しろだの、食べ順は野菜から先に食べろだの、標準体重のほうが長生きするだの、白いご飯より玄米のほうがいいだの、肉より魚のほうが健康にいいだの、これらはすべてひとつの側面からしか見ていない偏った情報です。

そして、何よりも大事なことは正解はひとつではないということです。正解は、人によって、立場によって、文化によって違います。

だからこそ自分にとって「何が正しいのか？」と問いを立て、仮説を立てたり、新たな課題を発見して、適切な検索ワードで情報をリサーチし、それらの情報を自分の人生で活用できる人のほうが健康を維持できる時代になっています。

「それは本当だろうか?」

ぜひ、こんなふうに目の前の情報に対する疑いの目を持ってください。年をとると前頭葉の萎縮によって頑固になる人も多いのですが、疑う目を持てる人は、頭が柔軟で若さを保てます。

前頭葉の働きが悪くなると、こんなふうな変化が生じます。

・自分の感情がうまくコントロールできない
・喜怒哀楽が激しくなる
・考えることが面倒になる
・意欲が衰える
・集中できない

人の脳は、面白いもので自分が正しいと思い込んだ情報が自然に目について、その情報が集まるようになっています。これを心理学では「カクテルパーティー効果」といいます。

カクテルパーティーのような騒がしい場所にいても、人は自分の名前や興味関心がある話題は自然と耳に入ってくるという心理効果のことです。脳がすべての情報をキャッチしていたらパンクしてしまうので、必要な情報以外はシャットアウトしようとする仕組みになっています。

自分が信じた情報だけしか入ってこないのは非常に危険です。若々しく元気な人は、自分の考えとはまったく違う否定的な情報も、柔軟に受けとることができる人です。

健診での適正体重をオーバーしている

40歳以上の日本人35万人の調査データから、長生きしている本当の適正体重をみなさんにお伝えします。

長生きする本当の適正体重は、ＢＭＩ24〜27
例えば、身長１６０㎝の方であれば、61kg〜69kgまでが「長生き体重（長生きする適正体重）」です。

メタボ健診ではここで示した長生き体重は「肥満」と判定され、食事制限が課される数字です。これまでの標準体重とするＢＭＩを18・５以上25未満にするなら、47kg〜61kgですから、一番下を目指すのであれば、50kgを切る体重にしなければいけません。

高齢者にも同じ数値を課したら非常に危険です。食べたいのを我慢して、相当に厳しい食事制限が必要になり、低栄養に陥る危険があります。

日本のメタボ対策は、高齢者医療の現場をまったく知らない学者や官僚たちが主導した誤った施策なのです。

あらためて健康診断で示されているなBMI値の判定基準を紹介します。

・やせ　18・5未満
・標準　18・5以上25未満
・肥満　25以上30未満
・高度肥満　30以上

「長生き体重（長生きする適正体重）」はBMIが24〜27ですから、この範囲にいる人たちに日本の医者は「太りすぎなのでやせましょう」とダイエットを指導しています。

間違った指導によって、「やせなきゃ健康になれない」「私はデブだ」と

身長別に見る40歳以上の
長生き体重（BMI24から27に相当）

身長（cm）	長生きする体重範囲（kg）
150	54 〜 60.8
155	57.7 〜 64.9
160	61.4 〜 69.1
165	65.3 〜 73.5
170	69.4 〜 78
175	73.5 〜 82.7
180	77.8 〜 87.5

多くの女性が自己否定し、心身を痛めつけられてきました。

もう一度、みなさんにお伝えします。

身長１６０㎝の方であれば、64㎏〜69・１２㎏までが「長生き体重（長生きする適正体重）」です。これ以上、やせようと思わないでくださいね。やせたら命を縮めますよ。

かなり不真面目である

真面目に医者によるメタボ指導に従ってダイエットをしてやせた人は、逆に命を縮める結果を招いてしまうことを統計データが示しています。

反対に、医者のいうことを聞かず、医者から見たら不真面目な人のほうが長生きできるということです。

私は以前、『やってはいけない健康診断　早期発見・早期治療の「罠」』という本を近藤誠医師と共著で出版しました。近藤先生は、「僕は医者ですが、40年間、健診を受けていません」ときっぱりといっています。その大きな理由は、医療被ばくです。英国での、22歳未満でCTを受けた人たちの調査では、たった一度のCTでも脳腫瘍や白血病のリスクが増えることがわかっています（Lancet 2012;380:499）。

オーストラリアの未成年の調査でも、CT被ばくで発がん率が増加することが明らかになり、CT1回につき発がん率が16％ずつ増えます。

健診を受ける人ほど早死にするカラクリについて明らかにする内容です。つまり、健康診断というのは、異常を見つけて、健康人を病人にするビジネスなのです。

いまの医療ビジネスのターゲットは、高齢者ではありません。老化が気になり始める働き盛りの40〜50代がターゲットです。厚生労働省「国民健康・栄養調査報告」で年代別に見ると、男性では40代、50代の肥満（(BMI ≧ 25.0)）の割合が約4割ともっとも多いからです。テレビのＣＭでは手を替え品を替えて、これらの世代の人たちに健康不安を煽ります。そうすると商品がよく売れるのです。

会社員の人は、受けたくなくても健診を強制されます。１９７０年代に「労働安全衛生法」がつくられ、社員に健診を受けさせることが義務になりました。違反すると50万円以下の罰金が科せられます。不真面目な人は健康でいられますが、会社員には向いていないかもしれませんね。

私たちは「健康診断を受けることはよいことだ」と信じ込まされています。しかし、健診を受けたら健康になる、寿命が伸びるという証拠などどこにもありません。日本は企業への健康診断を強要し、厳しい基準を設定してメタボを増やし、病人を量産する仕組みをつくっています。

国が定める「正常値」「基準値」は、長生きの視点から見たら正しい数値ではありませんから、私はこれまで健康診断は不幸の始まり、「オールＡほど早死にしやすいですよ」とお伝えしてきました。

最近になってやっと、「中高年はやや太めのほうが長生き」ということが世の中に徐々に知られるようになってきました。「ＢＭＩと長生き体重計算（ちょい太シニア補正）」という計算サイトも登場し、数値を入力するだけで自分が長生きできるＢＭＩが手軽にわかるようになっています。

宮城県での調査でもちょっと太めのほうが長生きできることが証明されました。５万人を対象に大規模調査をした結果、やせ型のほうがちょっと太めの人よりも、６～８年早く死ぬことが明らかになっています。この場合のちょっと太めは、ＢＭＩ25以上30未満のことです。

これらのデータを示しても、「いやいや肥満は身体に悪いに決まっているでしょ」といい張る人もいます。これは疑いの目を通り越して、頭が頑固なのですから、仕方ありません。

若いころはやせていたのに、中高年になって体重が増加し、周りから「太った太った」と毎日いわれてストレスフルな生活を送っている女性は、「ちょっと太めが正しい」とみんなに教えて、「太ろうキャンペーン」をどんどん啓蒙していってください。

コレステロール値が高い

健康診断では、コレステロール値が140mg／dLを超えると「脂質異常」と診断されます。

私の場合、コレステロール値はいつも300mg／dLを切るくらいの高さを維持しています。なぜならコレステロールは、人が若々しく元気でいられる秘訣ですから。むしろ「減らしたくない！」とおいしいものを我慢しない食生活に気を配っています。

本来コレステロールは、身体の細胞をつくる大切な物質です。少ないと、がんや感染症にかかりやすく、血管ももろくなって脳卒中のリスクが高まります。善玉・悪玉も含めて、低い人のほうが、要介護や認知症になるリスクが高くなり、早死にしやすくなります。

コレステロールに関して、次のようなデータをご紹介します。東京都小金井市で高齢者を15年間追いかけた大規模な追跡調査です。この調査で、「コレステロールは高めのほうが長生き」という結果を発表しました。

多くの人にこの情報があまり伝わっていません。なぜなら「コレステロールは高めのほうが長生き」という真実が知れわたると、不利益を被る人がたくさんいるからです。

学会も知らんぷりです。医者と製薬会社、医療機器メーカー、官僚はみんな利益を得たいので、患者や家族には真実を教えてくれないのです。

では、「コレステロールは高めのほうが長生き」なのに、なぜ医者はコレステロールを下げろというのでしょうか。下げるメリットは、動脈硬化を遅らせるという大義名分があります。若い健康的な血管は弾力があってしなやかですが、加齢とともにどんな人でも血管が硬くなって弾力性が失われた状態になり、血管が狭くなったり、詰まりやすくなります。

脳内で動脈硬化が起こって進行すると、脳梗塞を引き起こします。

心臓に酸素や栄養などを運ぶ冠動脈で動脈硬化が進むと、狭心症や心筋梗塞につながる場合があります。

腎臓に栄養や酸素を運ぶ血管に動脈硬化が起こると、腎臓の働きが低下して、腎硬化症・萎縮腎・尿毒症などを起こします。

この話を聞くと怖くなって、薬を飲まなければ死ぬ、という気持ちにさせられます。

健康診断でＬＤＬコレステロールの数値が基準よりも高いと、薬で数値を下げたり、コレステロールを控える食事指導が行われます。

食事指導で医者がいうのは次のようなことです。

「肉類などの動物性脂肪の摂取を控えましょう」

「インスタント食品や揚げ物を控えましょう」

「甘いものを食べ過ぎないようにしてくださいね」

「料理の味つけを薄味にしてくださいね」

「大量の飲酒を控えましょう」

「血圧を下げ、脂質の酸化を防ぐ野菜の摂取を増やしましょう」

つまり、食事の量は少なめを心がけ、脂肪・塩分・糖分を控えることが食生活の基本とされます。まさに３００年前に貝原益軒がいった『養生訓』そのものです。

しかし、高齢者が医者のいいつけを守ると、老化のスピードに拍車がかかります。

みなさんは絶対に食事制限などしてはいけません。バランスよくちゃんと食べれば血管も強くなりますから。

高齢者がコレステロール不足を招くと、免疫力を落とします。細菌やウイルスに感染しやすくなるばかりでなく、血管の細胞が弱くなって逆に脳内出血などが起こりやすくなります。

さらに、コレステロール値が低いと、セロトニンが不足して、うつ病になりやすいという研究データもあります。セロトニンは、脳内の神経伝達物質のひとつで、別名「幸せホルモン」「抗ストレスホルモン」ともいわれます。

コレステロールは、脳にセロトニンを運ぶ重要な役割を担っているので、不足すると脳内のセロトニンが不足し、うつ病を発症するリスクが高まるのです。

それだけではありません。コレステロールは、髪や皮膚を滑らかにし、細胞を包む細胞膜・ホルモン・脂肪の消化吸収を助ける胆汁酸の原料となっています。高齢者はコレステロールが不足すると、肌や髪がパサパサになってしまいます。

もしかしたらパサパサの髪の毛の原因は、コレステロールを下げる薬を飲んでいるせいかもしれませんよ。

中性脂肪が多くふっくらしている

中性脂肪の一般的な基準値は、空腹時で30〜149mg／dLとされています。150mg／dL以上あると脂質異常とされ、300mg／dLを超えると大変危険、と多くの医者が口をそろえていいます。

私の場合は、中性脂肪がふだん600mg／dLありますが、薬は飲んでいません。

日常的に「中性脂肪は高いとよくない」と耳にすることのほうが圧倒的ですが、中性脂肪値が低すぎると体調不良や免疫力低下など、高齢者にとって重大な問題を引き起こします。

そもそも中性脂肪とは何でしょうか。

中性脂肪は、血液中の脂肪のことです。トリグリセライドともいいます。

脂肪にはこの中性脂肪のほかに、内臓のまわりに蓄積する「内臓脂肪」、皮膚の下に蓄積する「皮下脂肪」があります。「体脂肪」は脂肪の総称です。

コレステロールも血中の脂質ですが、それぞれ役割が異なります。

中性脂肪は、活動のエネルギー源。寒さや暑さから身体を守る断熱材。

コレステロールは、細胞膜やホルモンの材料。幸せホルモンのセロトニンを脳に運ぶ。

これらふたつの血中内の脂質は、生きるために欠かせないとても大切な成分です。

血液に溶け込んで、私たちの身体のすみずみまで運ばれて活用されます。

中性脂肪値は、食事内容ですぐに大きく左右されます。中性脂肪はさまざまな役割を担っているので、高齢者は低くなりすぎることのほうが危険です。なぜなら身体のエネルギーが不足し、疲れやすくなるからです。休んでも回復が遅くなります。

中性脂肪値が低いと、体温調節もうまくできません。寒がりだったり、暑がりだったり、冷房の部屋や冬場になると、低体温になり、手足の冷えを感じやすくなります。また、脂溶性ビタミンであるビタミンA・D・Eなどの吸収が悪くなるため、免疫力低下や肌荒れなどのトラブルを引き起こす原因にもなります。

中性脂肪値が高い人もコレステロールと同じで、肌に張りとしっとりとしたツヤがあるので、見た目の印象が若々しく、エネルギーに満ちあふれています。

中性脂肪が低くなりすぎる原因は、栄養不足の場合がほとんどです。「最近どうも身体のエネルギーが不足している気がする」「疲れやすい」と感じたら、中性脂肪が減っているサインです。

いつまでも若々しく元気でいられる人は、食事制限などせず、3食バランスよく食べています。エネルギー源となる脂質や炭水化物を制限せず、毎食、肉や魚、卵などタンパク質を摂取することをしっかり意識して食べています。

糖質制限ダイエットをしていない

いつまでも若々しく元気な方はみな、食べることが大好きです。本来は誰もがみな食べることが大好きなのですよ。それが生命を維持するための人間の本能だからです。だけど食欲がもりもりあるのは恥ずかしいと思っていませんか？　だからこそ深層心理の表れとして、大食い番組が人気を呼んでいるのです。

いま糖質を制限するダイエットが大人気ですが、すごく太っている方や若い人が糖質を制限する分には大きな問題ではありません。しかし、高齢者の人は絶対にやらないでください。老化を促進して、寝たきりまっしぐらになります。

自分で自分のことを「ちょっと太っている」と思っている高齢者の方が糖質を制限するのは本当に危険です。食事の栄養バランスが悪くなって、老化を早めるリスクが高まります。

また、ご飯やパンを食べず、糖質以外なら何を食べてもいい、とまちがった食事法に走っている方もいらっしゃいます。

食べ物からは、糖質・タンパク質・脂質の3大栄養素を摂取することで、私たちの身体は生命を維持しています。糖質は必要不可欠であるにもかかわらず、血糖値を上昇させる原因となる糖質量を制限するのが糖質制限ダイエットです。

糖質＝悪では決してありません。糖質は、脳のエネルギー源となる大切な栄養素です。糖質を過剰に制限すると「低血糖症」になり、思考力の低下や頭痛・眠気・めまい・だるい・イライラなどといった症状を引き起こします。高齢者は血糖値が高いことよりも、低いことのほうがリスクがあります。

現に私がかつて勤務していた老人専門の病院「浴風会病院」では、糖尿病患者のほうが、認知症になりにくいという結果が出ています。糖尿病の人と糖尿病ではない人の脳を解剖して比較してみると、**糖尿病の人より糖尿病ではない人のほうが約3倍もアルツハイマー型認知症になりやすかったのです。**

その結果から、浴風会病院では、糖尿病になってもあえて治療は行わず、もちろん食事制限などもほとんど行いませんでした。

いつまでも若々しく元気でいられる人は、脳のエネルギー源となる大切な栄養素である「糖質」をしっかりとっています。

下手に糖質を制限すると、「無性に甘いものが食べたい！」「何でもいいから食べたくてしょうがない」という単なる空腹とは別のイライラが起こります。その原因は身体に必要な栄養が供給されていない低栄養状態だからです。

ちゃんと食事で必要な栄養がとれれば、このようなイライラとも無縁になります。

お肉に対する嫌悪感がない

年をとったら肉は要らない。そんなふうに思っていないでしょうか。肉を嫌って、悪者扱いする方もいらっしゃいますね。SDGs的にもエシカル（倫理的）な思想からも、あるいは宗教的な理由からも、ベジタリアンやビーガンの方がいらっしゃるのはわかります。

とはいっても、肉は人間にとって、とても大切な食べ物です。かつて沖縄は長寿地域として知られていました。沖縄が日本に復帰したのが1972年です。それまでの沖縄は、人口当たりの百寿者の数が非常に多く、その大きな要因として考えられるのは日本全土が肉不足のころからよく肉を食べていたこととも関係します。脂肪摂取量が全国の平均を1日5gくらい上まわっていたといわれます。

1980年代は全国一の長寿を誇っていた沖縄ですが、脂肪摂取量が低下するとともにそのランクを下げ、2000年には沖縄県の男性の平均寿命のランキングが26位にまで低下し、「26ショック」といわれました。

じつは世界的に見ても、平均寿命が「50歳の壁」を破る民族が現れたのは、お肉のおかげです。いまからわずか100年前のことです。日本においては前にもお話ししたように、50歳の壁を超えたのは1947年のこと。1890年では平均寿命は30代の後半でした。いまでこそ世界一の長寿国となった日本ですが、それまでは典型的な短命国だったのです。

◎お肉は身体によい

◎お肉は私たちの身体に必要なものだ

ちなみにこちらの表をご覧ください。1890年の世界の年間1人当たりの食肉消費（供給）量です。

おもしろいことに、平均寿命50歳の壁を破った順番は、肉の供給量が多い順と一致しています。肉の供給量の多い順に、平均寿命50歳の壁を破ったのです。

このときの日本の食肉消費（供給）量は、オーストラリアの37分の1。さきほどお話ししたように、日本人の平均寿命は30代の後半でした。

1890年の世界の年間1人当たりの食肉消費量(kg)

国	食肉消費量(kg)
オーストラリア	111.6
アメリカ	54.4
イギリス	47.6
スウェーデン／ノルウェー	39.5
ベルギー／オランダ	31.3
オーストリア	29.0
スペイン	22.2
プロシア	21.8
イタリア	10.4
日本	3.0

いつまでも若々しく元気な方は、よくお肉を食べています。**お肉は若々しく元気の**

もとをつくる「長寿食」なのです。

アミノ酸スコアが高いものを食べている

いつまでも若々しく元気な方は、鶏肉や豚肉、卵、牛乳、大豆製品をしっかり食べています。これらの食品は、アミノ酸スコアが100点満点です。

アミノ酸スコアをわかりやすくいうなら「良質なタンパク質」の点数で、点数が高いほど食品が含む必須アミノ酸のバランスがよく、効率的にタンパク質を身体に摂取できる目安になります。

人間はそもそも肉食なのをご存じでしょうか。その決定的な証拠に、身体になくてはならない大切な栄養素「アミノ酸」の半分近くを自分自身でつくれないからです。

つまり食べ物からとらないといけないのです。

食べ物から摂取したタンパク質は、アミノ酸という極小単位まで消化・分解されます。体内には10万種類以上のタンパク質がありますが、たった20種類のアミノ酸の組み合わせで構成されています。この20種類のうちの9種類を自分ではつくり出せないのです。それがロイシンやトリプトファンといった必須アミノ酸です。

この9種類の必須アミノ酸を桶にたとえて説明すると（イラスト参照）、9つのうちひとつでも量が少ないと、いくらタンパク質を摂取しても、そこからあふれてしま

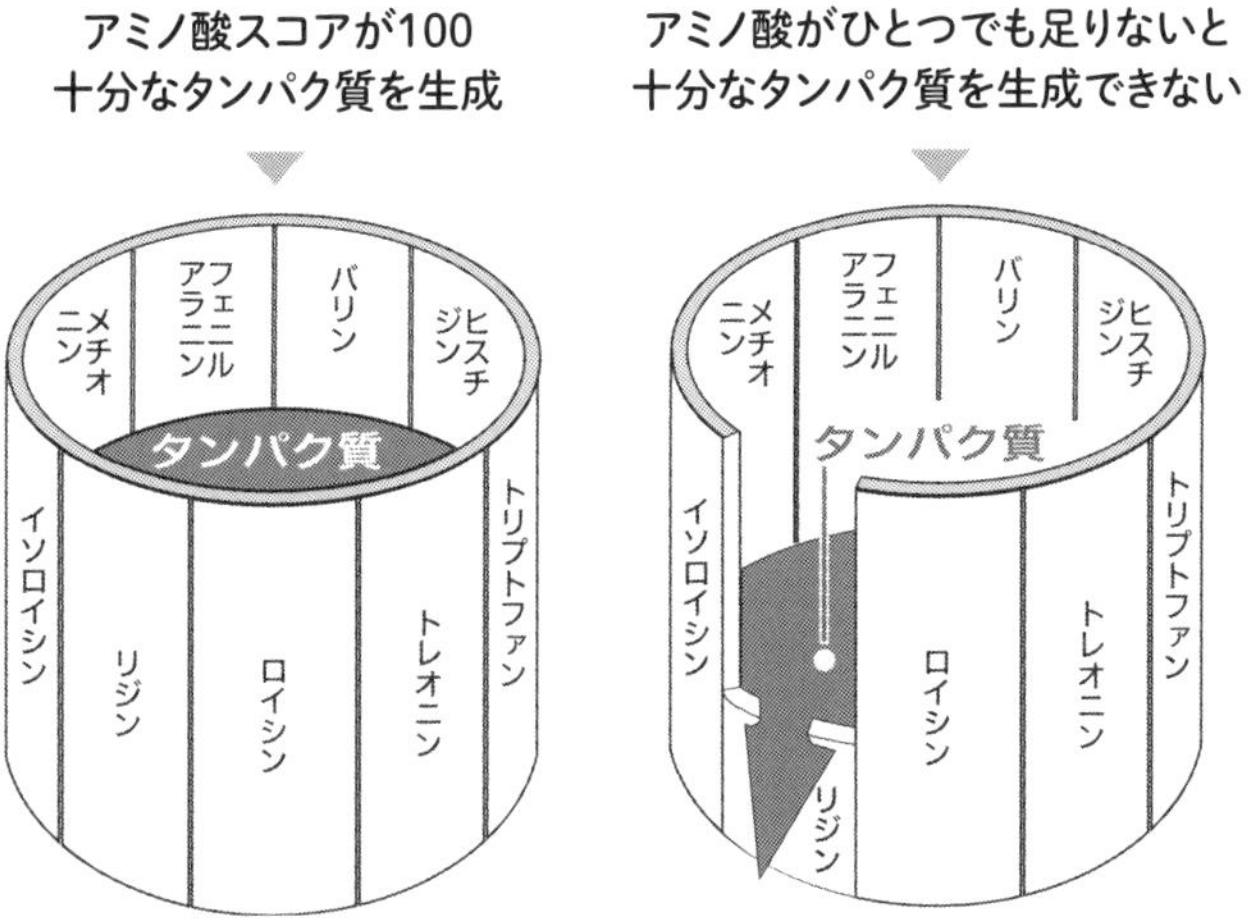

うため効率が悪くなります。9つのすべてが十分に含まれていれば、スコアが100になります。

タンパク質は、筋肉や骨、臓器、肌、髪の毛、爪など、身体をつくる材料になっています。さらに身体を機能的に働かせるためのホルモンや酵素の材料、ウイルスなどから身体を守るために働く免疫体をつくる材料にもなっています。

材料がなければ、筋肉も骨も臓器も肌も髪の毛も爪もつくれません。材料が不足すると生命を維持するために、いまあるものをすり減らして使います。

怖いことに、タンパク質は少々不足しても、すぐには症状として現れないのが特徴です。だんだん少しずつ筋肉量が減り、骨がスカスカになり、髪の毛に潤いとツヤがなくなり、お肌がカサつき張りが失われていきます。

見た目年齢を老けさせるどころか、集中力や思考力の低下を招き、身体の機能が低下し、疲れやすくなり、体調を崩しやすくなることも増えてしまいます。

身体の中のタンパク質は、日々つくり替えられ、古くなったタンパク質を排出し、食事でとったタンパク質を利用して、新しいタンパク質をつくり出しています。

上手に塩分をとっている

高血圧の予防・改善のために減塩に気をつけている人も多いのではないでしょうか。

「漬物でご飯が食べたい」

「減塩じゃないお味噌汁が食べたい」

食べたい欲求を押さえつけて、減塩を心がけているかもしれません。

しょっぱいものが食べたいと感じているときは、身体が不足した塩分を求めているからです。のどが渇いて水を飲みたいとき、みなさんは我慢をしますか？　身体は不足しているものを求めます。

のどが渇いた　→　水分不足

しょっぱいものが食べたい　→　血中のナトリウム（塩分）不足

甘いものが食べたい　→　脳のエネルギー不足

塩分は悪者にされますが、次のような大切な働きがあります。

・体内の水分バランスと細胞外液の浸透圧を維持する
・神経の情報伝達
・栄養素の吸収と輸送

しょっぱいものを食べたい欲求があるのに我慢していると、体内の塩分が不足し、「低ナトリウム血症」を引き起こしかねません。

通常は、体内のナトリウム濃度を一定に保つ役割を腎臓が担っています。ナトリウムが不足すると、排出せずにキープしようとバランスをとります。

しかし、加齢によってこの能力が低下すると、ナトリウムが不足しているにもかかわらず、キープせずに排出してしまうのです。すると、血液中のナトリウム濃度が不足してしまいます。

「低ナトリウム血症」は、血中のナトリウム濃度が非常に低くなった状態で、動作や反応が鈍くなったり、錯乱症状、意識障害、筋肉のひきつりやけいれん発作などが現れます。極端に低くなると、約半数が死亡すると報告されています。

「しょっぱいものが食べたい」

こんなふうに身体からの欲求があったら、我慢せずにぜひ食べてくださいね。

近年、しょっちゅう高齢ドライバーの事故が報道されていますが、私は低ナトリウム血症も原因のひとつではないかと考えています。

血圧が高くなると、医師は基準値に下げようと薬を出しますが、実際は血圧が１６０くらいまでは生存曲線が正常血圧の人と変わりません。それは、１９８８年に勤務した浴風会病院で確信したことです。この病院では、入居者の方々を亡くなるまでフォローすること多かったのですが、亡くなった後には解剖することも多々ありました。するとそれまでの医療の常識を覆すような驚きの事実が次々と明らかになりました。

◎血圧が160くらいまでは生存曲線が正常血圧の人と変わらない

◎血糖値は生存曲線と関係ない

◎入居者について、喫煙者も非喫煙者も生存曲線に差は出ない

この経験から私は、「高齢者の医療については、血圧や血糖値を薬で無理に正常値に戻す必要はなし」「栄養状態がいい人のほうが長生きできる」ということを学んだのです。だからこそこうしてみなさんに繰り返し「しっかり食べなさい」とお伝えしています。

一緒に食事に行くお友達がいる

足腰や認知機能が衰え、心身の活力が低下した状態を「フレイル」（虚弱）といいます。フレイルは健康な状態と要介護状態の中間の段階を指しますが、フレイルを予防することが70代、80代を若々しく元気に過ごすポイントになります。ではどのように予防するのがいいのでしょうか？

フレイル予防に必要なことは次の3つです。

①食事でしっかり栄養をとる
②運動をする
③社会とのつながりを持つ

この3つの条件を満たせるのが「一緒に食事に行くお友達がいる」ことです。

お友達と一緒に楽しくご飯へ行くためには、お互いにスケジュールを調整しあったり、次はどこに食べに行くかおいしい店を一生懸命に探したり、次に会ったときはこんなことを話そう、こんなことを聞いてみようと、会う前から脳がフルに稼働します。

いつもは家では楽ちんな格好をしていても、いざ出かけるときは、何を着ていこうかとオシャレを積極的に楽しみます。「この帽子、彼女はどんなふうに反応するかしら？」などと想像力も膨らみます。

また、外に出かけて歩くと、足腰が鍛えられるので、身体的フレイルを予防できます。陽の光を浴びるので、セロトニンも分泌されます。

普段とは違う食事に、食生活に彩りが加わります。いままで食べたことがない料理であれば、自分もつくってみようか、と新しいレシピへの挑戦意欲もわいてきます。

レストランの厨房から香ってくる匂いに、唾液腺が刺激され、食欲もわいてきます。

友人に会ったら、普段から自分が楽しいと思っていることや疑問に思っていること、悩んでいること、困っていることを話しましょう。そのために、普段から「会ったら話したいことリスト」をメモにまとめておきます。自分よりデジタルに詳しい友人にＬＩＮＥの使い方を教えてもらうのもいいですね。

こんなふうに会って食事しながらおしゃべりできる友人がひとりでもいれば、フレイルの心配をする必要はありません。

ひとり暮らしで人としゃべる機会が減ったり、コロナ禍で地域の集まりに参加しなくなったり、社会的とのつながりや交流が希薄になる「社会的フレイル」は、楽しみや新しい刺激が減るため、うつ病や認知症のリスクを高めます。

ひとりの時間、将来の不安や食べ過ぎた自分のことを頭の中だけでモヤモヤと悩んでいませんか？　このモヤモヤを今度会う友人に話すためのリストに書き出しましょう。実際に友人と会って食事しながらおしゃべりできると「言語化」されます。するとあいまいな気持ち、カタチの見えない不安が徐々になくなっていきます。

みなさんは一緒におしゃべりしながらランチするお友達はいますか？　もしもいないなら、自分から誘ってみましょう。ＬＩＮＥでつながると、お誘いするのも手軽にできますよ。

「来週あたりご飯にでも行きませんか？」

ひとことこんなメッセージを送るだけで済むのですから。

第3章

やせないための
正しい
ライフスタイル

やせないためのタンパク質の上手なとり方5箇条

①アミノ酸スコアが高いものを積極的に食べる

食品中に含まれるタンパク質の栄養価を、9種類ある体内では合成することができず食品からとる必要がある「必須アミノ酸」の組み合わせから評価する指標のひとつです。

スコアが高い食べ物は「質のよいタンパク質」を含んでいます。アミノ酸スコアの数値は0〜100までであり、一般にスコアが100に近ければ近いほど「質のよいタンパク質」です（125ページ参照）。

牛肉・豚肉・鶏肉は人間の身体と組成が似ているので、タンパク質の分解・吸収が早いといわれています。私が肉食をお勧めしているのは、加齢とともに減少しがちな脳内物質の神経伝達物質「セロトニン」が減るのを抑制するからです。

気分が落ち込みやすい・寝つきがよくないといった症状がある人は、セロトニンが不足しているかもしれません。肉に含まれるコレステロールには、セロトニンを脳に運ぶ役割があります。肉を積極的に食べましょう。

②朝食でタンパク質をしっかりとる

寝ている間もアミノ酸がエネルギーとして使われ、臓器や酵素などの材料になり、免疫機能を高めます。朝は、アミノ酸がいちばん不足しているときです。朝食でタンパク質をしっかりとることが大切です。

アミノ酸スコアが100の食材

食材	スコア	
鶏卵	100	
乳製品	100	牛乳、生クリーム、ヨーグルト、チーズ
肉	100	牛肉、豚肉、鶏肉など
魚	100	
大豆製品	100	大豆、豆腐、豆乳など

③3食バランスよくタンパク質をとる

高齢者でも、若い人たちと同量のタンパク質摂取が必要といわれています。必要なタンパク質の量は、体重1kgに対して1gです。加齢にともなってタンパク質から筋肉をつくる効率は落ちていきますから、できれば体重1kg当たり1・2gくらいを目指しましょう。体重60kgの方であれば72gのタンパク質が必要になります。

これを一度にとろうとせず、3食バランスよくとるようにしましょう。なぜならタンパク質は体内に貯蔵しておくことができません。一度にたくさん食べても活用されません。目標は、毎食それぞれ肉、魚、卵、乳製品、大豆製品などのタンパク質を20g。目安は、手のひらにのるくらいの量です。

ちなみに肉を20g食べたから、タンパク質の量も20gとれるわけではありませんので注意してください。

肉100g中のタンパク質の量

・豚ヒレ肉　22・2g
・鶏もも肉　17・3g
・和牛サーロイン　17・1g

その他の食材のタンパク質の量
・卵1個　7・4g
・木綿豆腐1丁（300g）21g
・納豆1パック（40g）6・6g
・牛乳200mL　6・6g

身体の大きさと、必要カロリー数は比例しているといわれ、自分の手のひらを秤として使う「手ばかり栄養法」もわかりやすいですよ。

④手軽にとれる食品を常備する

かまぼこ、ちくわ、カニ風味かまぼこ、シラス、サバ缶、魚肉ソーセージ、冷凍枝

【手ばかり栄養法】

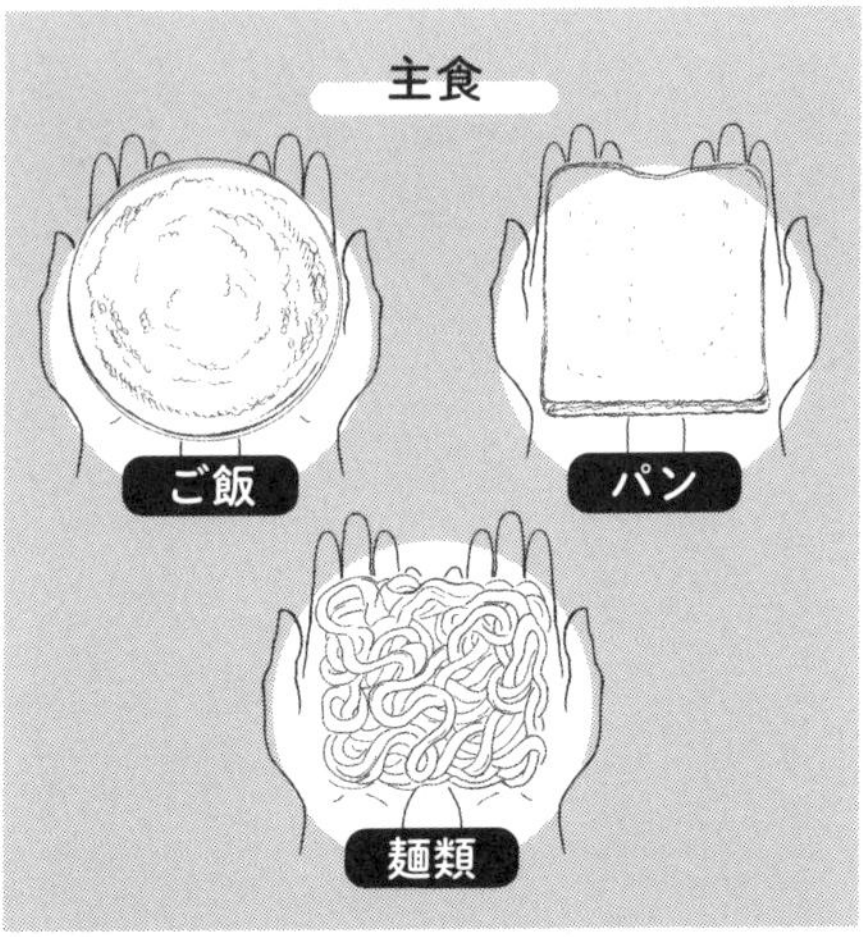

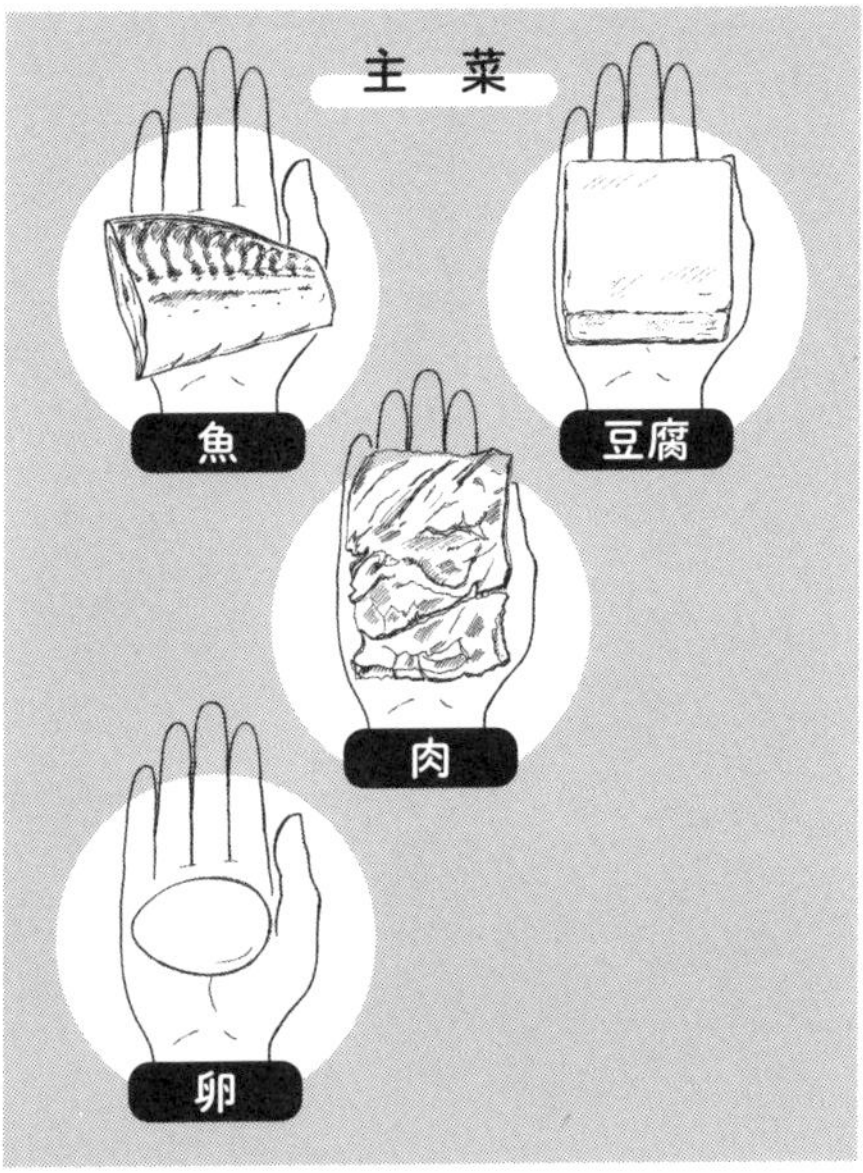

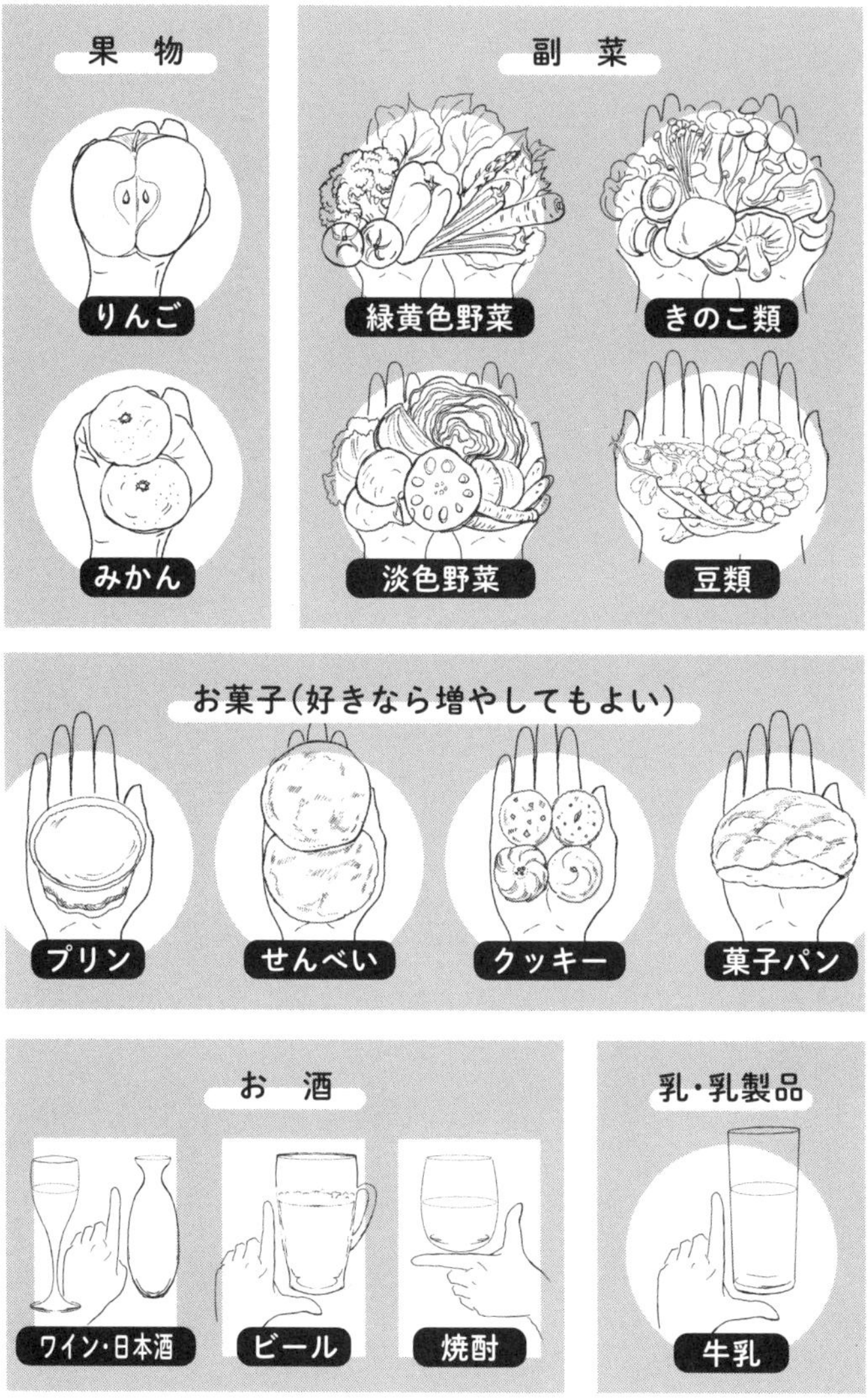
果物
りんご
みかん
副菜
緑黄色野菜
きのこ類
淡色野菜
豆類
お菓子(好きなら増やしてもよい)
プリン
せんべい
クッキー
菓子パン
お酒
ワイン・日本酒
ビール
焼酎
乳・乳製品
牛乳

豆、納豆、牛乳、豆乳、チーズ、ヨーグルト、サラダチキンなど、すぐに食べられるものが常備されているとタンパク質を手軽に摂取できます。買い物に出かけたら、スーパーでタンパク質が含まれる食材をゲーム感覚で探してみましょう。

⑤1日3食でいろんな食材を食べる

タンパク質をしっかり筋肉に変えるには、その他のビタミンやミネラルなどの微量ミネラルと食物繊維も必要です。

いろいろ食べるといっても何を食べたらいいのという方は、赤、黄、オレンジ、緑、黒、紫、白など色で選んでもいいでしょう。

そうすると、魚介類から卵、大豆製品、牛乳、緑黄色野菜、海藻類、いも類、果物、油を使った料理とさまざまな食べ物が浮かぶのではないでしょうか。

理想は1食につき10品目です。高齢者100人に行った調査によると、多品目を食べている人ほど、握力と歩行速度などの身体機能が高いという結果でした。

血糖値を下げるなら薬よりも「歩く」

歩くことはリズミカルな運動なので、一定時間続けることでリラックス効果のある神経伝達物質セロトニンが分泌されます。歩くと幸せな気持ちになるのです。

私は現在62歳ですが、3年前、のどが渇くので検査をすると、血糖値が600㎎／dLを超えていました。

基準値は100㎎／dL未満で、126㎎／dL以上を糖尿病型と判定します。

とうぜん医者からは「糖尿病です」と診断されました。

インスリンを投与するレベルです。しかし、インスリンだけは打たないぞ、と決めていました。なぜなら、インスリンの副作用でいちばん多いのは低血糖です。低血糖になると、冷や汗やめまい、震え、動悸がします。ひどいときには意識を失ってしまうこともあります。これでは仕事にならないどころか、QOL（生活の質）を下げてしまいます。それだけでなく、脳やその他の臓器に大きなダメージを与えるからです。

さまざまな薬を試しましたが、残念ながらどれもあまり効きませんでした。何しろ我慢せずにおいしいものを食べたり、お酒も飲んでいるのですから。

糖尿病を改善するにはふたつのことが必要です。

ひとつは、食べ過ぎを防ぎ、栄養バランスに配慮しながら必要なカロリーをとること。ただし、これは人生の楽しみを奪います。

もうひとつは、運動すること。効果があるのは、1日30分の適度な強度の運動を、週に5日行うことです。週に2〜3回の「筋肉を増やす体操」（203ページ）も効果があります。

血糖値が高いときの対処法は、運動療法・食事療法・薬物療法の3本柱が基本ですが、薬は効かない、食事制限もしないとなると、残された道は運動です。

「インスリンは打たない。食事もお酒も我慢しない。だから1日30分歩こう」

と決めたのです。心に決めることが大事です。自分との誓いを立てます。

心に決めて毎日歩くようになったら、血糖値がみるみる下がり始めました。歩くと血中のブドウ糖を利用するため血糖値を下げる効果があるのです。もちろん、正常まで下がったのではなく、660mg／dLが300mg／dLに下がった程度ですが、それでよしとしたのです。

薬は全く飲まないわけではありません。朝に測った血糖値が300mg／dLを超えた場合は、飲むようにしています。つまり、私は血糖値が300mg／dLを超えないようにコントロールしているのです。理由は、300mg／dLより高いと弊害が起こると考えていることと、そのくらいの値にコントロールできていれば、低血糖の時間帯が起こらないと信じているからです。

いずれにせよ血糖値を下げるには、薬より、インスリン注射より、食事制限よりも、歩くことがもっとも効果的であることを私の身体が教えてくれました。

どんな人にも現状維持バイアスという心理があります。変化を避けて現状を維持したいと思ってしまうマインドです。

変化を避けて現状を維持したい気持ちはわかりますが、私の場合、歩くことで薬で下げられなかった血糖値をある程度下げることに成功しました。

今日から試しに歩いてみませんか？

膝が痛い、面倒だ、疲れる、時間がない……といくらでもできない理由はありますが、距離や時間にこだわらず、5分でもいいので歩いてみましょう。

余計なことを考えると、どんどん腰が重くなります。何も考えず、パッと靴を履いて外に出てそこのコンビニまで。そんな気軽な気持ちで「始める」のがコツです。

歩くことによる血糖値の安定と幸せホルモン分泌以外に、骨の強化にもつながります。カルシウムは運動による適度な刺激で吸収が高まります。外で太陽の光を浴びることで、カルシウムの吸収を助けるビタミンDが体内でつくられます。

さらに血中の血圧を下げるタウリンやプロスタグランディンEという物質が増加し、20分のウォーキングを毎日行うと睡眠の質を改善できるという研究結果も報告されています。歩くときは、水分補給を心がけ、自分の体調や体力に合わせてマイペースで歩きましょう。

高齢者の正しい食べ順は「野菜から」は間違い

「ベジファースト」をみなさんは実践していますか？　食事を野菜から食べてお腹を満たしていたら、すぐにやめてくださいね。高齢者のみなさんにはお勧めできる食べ方ではありません。

「ベジファースト」は、野菜（ベジ）を最初（ファースト）に食べるダイエット法です。食物繊維豊富な野菜から食べ始め、次にタンパク質がとれる肉や魚、大豆製品と続き、最後にご飯の順番です。

最初に野菜から食べたほうが、糖質の吸収をコントロールできます。血糖値が緩やかに上昇するため太りにくいといわれています。いつもの食事の内容を変えなくても、手軽にダイエットできるとされるため、最近では多くの方が実践しています。

40〜50代の方であれば「ベジファースト」でも問題ありません。しかし、加齢とともに食事量が減り、消化機能が落ちてきているみなさんが食物繊維が豊富な野菜をもりもり食べていると、お腹がいっぱいになってしまいます。

「野菜だけでお腹がいっぱいなった！」「やせられる！」と喜んではいけません。たくさん食べられないのは老化です。筋肉の材料であるタンパク質を十分にとれないため、体重が減り、筋肉が減ってしまいます。

食事量が減ってしまう理由は、年齢とともに胃の機能が低下するからです。胃の弾力性が徐々に低下して、食べ物が入ってきても十分に胃が広がりません。だから一度にたくさんの量をためておくことができないのです。

胃から小腸へ食べ物を送る蠕動（ぜんどう）運動も低下します。そうすると消化に時間がかかります。食べたものが胃の中にとどまっているので、すぐにはお腹も空きません。

では、たくさん食べられない方は、どのような食事法がいいのでしょうか？

それが「ミートファースト」です。食事量は減っても、栄養はしっかりとることが大事です。

ステップ1　最初に肉を食べる。筋肉の材料をしっかりとる
ステップ2　次に野菜を食べる。腸内環境を整える
ステップ3　最後に炭水化物

野菜をたくさん食べることが健康にはよいことです。しかし、何よりもバランスが大事です。「かくれ栄養失調」に陥るリスクが高まります。高齢者が「かくれ栄養失調」

になると、どんどん食べる力が落ち、栄養状態が悪化してフレイル（フレイルの危険性●ページ参照）に陥ることにもなりかねません。

70歳以上の日本人の5人に1人がタンパク質不足といわれています。

「まず肉から食べる！」

今日から実践してみてください。ミートファーストを始めたら、気がつくとセロトニンの材料となるトリプトファンというアミノ酸を肉からしっかり摂取し、幸せと意欲が向上しています。うつうつとした気分とはおさらばです。

肉はコレステロールが多いから、動脈硬化がこわいといって、あまり食べない人もいますが、日本は心筋梗塞の12倍の人ががんで亡くなる国です。心疾患で亡くなる人は、OECD諸国の中でも格段に少ないのが現状です。

コレステロールは、セロトニンを脳に運ぶ役割を果たしています。肉を食べると幸せになるのです。80歳のときに3度目のエベレスト登頂に成功したプロスキーヤーの三浦雄一郎さんは、80歳を過ぎても５００gのステーキを平らげているそうです。

陽の光を浴びる

次のような症状はありませんか？

「食欲がない」

「最近、やる気が起きない」

「夜、何度も目が覚める」

「疲れやすく、すぐに横になってしまう」

「朝早く目が覚めてしまう」

「喜怒哀楽の感情が乏しい」

「元気が出ずボーっとしてしまう」

若いころはこんなことはよくありました。しかし、みなさんがこのような症状があれば危険です。こうなると、家族が認知症を心配して、一緒に私の病院にやってきます。来院された方にまず最初に私がお聞きする質問はふたつです。

「食欲はありますか？」

もしも、「何を食べてもおいしくない」とか、「食欲がわかない」「食が細くなった」という場合は、認知症よりもうつ病の可能性が高いと診断します。

「ちゃんと眠れていますか？」

もしも「夜中に何回も目を覚ます」という場合は、うつ病の可能性が高いと診断します。寝つきは悪くないが眠りが浅い熟睡障害は、うつ病による不眠の典型的な症状です。実際に、認知症とうつ病は見分けがつきにくいのが特徴です。

うつ病は、70代以降の人が一気に老け込む要因です。そのまま放っておくと、徐々に運動機能と脳機能が衰え、あっという間によぼよぼになってしまいます。高齢者は、脳内物質のセロトニンが減ってしまい、うつにかかるリスクが高まります。じつは70代の前半くらいまでは、認知症の人よりうつ病の人のほうが多いのです。

どうしてうつ病になってしまうのでしょうか。大きく心因と身体因のふたつあります。心因は、定年退職や子どもの独立、引っ越しといった環境の変化やパートナーの死、ペットの死、コロナ禍で習い事に行けないなど、心の拠（よ）り所を失ったとき。

身体因は、食事が偏って「かくれ栄養失調」になっていたり、外出しないために幸せホルモンのセロトニンが不足した場合など、身体からきます。夏場などあっさりした麺類ばかり食べていると、タンパク質不足でうつ病を発症するケースがあるのです。

高齢者の場合のうつ症状は、気分の落ち込みより、まずは身体化症状として現れるケースがよく見られます。「身体がだるい」「食欲がない」「腰が痛い」「便が出ない」。このような症状が身体化症状として見られるうつ病です。「タンパク質ってそんなに大事なの?」「野菜を食べるほうが健康にいいんじゃないの?」「外出しないだけでセロトニンという幸せホルモンが減ってしまうの？」と驚かれたのではないでしょうか。

こんなときは陽の光をたくさん浴びましょう。朝、カーテンを開けて、太陽の光を浴びる。コンビニまでちょっと歩いて行く。こんなふうに意識して、陽の光を浴びるようにしてみてください。

食事をつくるのが面倒であれば、コンビニに行けばレンチンするだけですぐに食べられる栄養たっぷり、タンパク質豊富な食べ物がたくさん売られています。「鶏肉と卵のサンドイッチ」「サラダチキン」「唐揚げ」「鮭の塩焼き」「鯖のみそ煮」などなど。この文字を読んだだけで、だんだん食欲がわいてきませんか？　視覚情報として目に入ってくると、それによって脳が刺激され、食欲がわいてくるものです。ぜひ外に出かけましょう。

じつは高齢者のうつは、うつ病特有のうつ気分があまり目立ちにくいのが特徴です。不眠や食欲低下は、高齢者専門の精神科医の私からすれば、典型的なうつ症状だとわかるのですが、高齢者のことをあまり知らない医者だと、「年のせい」で片づけられてしまいがちです。

物忘れが多くなって、着替えもせずに、外にも出かけないと聞いたら、間違いなく認知症だろう、と多くの人は思います。しかし、うつでも同じような症状が起こるのです。せっかくですから、うつ病と認知症の簡単な見分け方をお伝えします。

認知症の場合は、年単位で病状がゆっくり進行する。

うつ病の場合は、1か月単位で急変することがある。

お正月に会ったときは元気だったのに、夏ごろから物忘れが激しくなった。このような場合、私は認知症よりうつの可能性が高いと思います。重症化する前に早めに受診すれば、元気にご飯が食べられるようになりますよ。

老年期うつ病のチェックテスト

1	毎日の生活に満足していますか
2	毎日の活動量や周囲に対する興味が低下したと思いますか
3	生活が空虚だと思いますか
4	毎日が退屈だと思うことが多いですか
5	大抵は機嫌よく過ごすことが多いですか
6	将来の漠然とした不安に駆られることが多いですか
7	多くの場合は自分が幸福だと思いますか
8	自分が無力だなあと思うことが多いですか
9	外出したり何か新しいことをするより家にいたいと思いますか
10	何よりもまず、物忘れが気になりますか

老年期うつ病評価尺度
（Geriatric depression scale 15;GDS15）

11	いま生きていることが素晴らしいと思いますか
12	いま生きていても仕方ないと思う気持ちになることがありますか
13	自分が活気にあふれていると思いますか
14	希望がないと思うことがありますか
15	周りの人があなたより幸せそうに見えますか

1、5、7、11、13
「はい」＝０点
「いいえ」1点
2、3、4、6、8、
9、10、12、14、15
「はい」＝１点
「いいえ」0点

５点以上だとうつ傾向、10点以上だとうつ状態の可能性があります。

＊ただし、高齢者はこれらの典型的な症状が出にくいこともあります。

出典：松林公蔵、小澤利男：総合的日常生活機能評価表ーⅠ　評価方法．d 老年者の情緒に関する評価．（Geriatric Medicine　1994; 32:541-6. より）

便秘と無縁の生活をするには？

バランスよくしっかり食べている人は、非常に快便です。食が細い方は、どうしても便をつくる材料が少ないため、量も少なく便秘になりがちです。

ではバランスとは何でしょうか？

バランスとは、極端に走らず、炭水化物・脂質・タンパク質・無機質（ミネラル）・ビタミンといった5大栄養素をまんべんなくとることです。

次の質問に◯か×で答え、あなたの健康リテラシーチェックしてみてください。

□野菜をたくさん食べれば、栄養バランスは完璧。

□炭水化物（糖質）はできるだけ摂取しないほうが健康にいい。

□１日に必要なエネルギー量（カロリー）を超えなければ、どんな食べ方でもＯＫ。
□やせていれば、食事を見直す必要はない。
□朝食を抜いても、１日に必要なエネルギー量や栄養素量がとれていれば問題ない。

答えはこれらはすべて×です。「ご飯はあまり食べず、野菜中心のおかずにして、全体の食事量を少なめにしている」という方は、しっかりご飯を食べてください。快便になって驚くはずです。

食事制限をすると、大腸を動かして便をなめらかにする作用を持つ「胆汁酸」が減ります。胆汁酸が減ると便秘になりやすくなります。

腹八分や粗食は一見ヘルシーに思えますが、便秘の原因になる要因がつまっています。ご飯には「レジスタントスターチ」（難消化性でんぷん）という食物繊維に匹敵する成分が豊富に含まれています。便秘の予防・解消に、大きな役割を果たします。

大腸は加齢とともに動きが弱くなります。腸は、リラックスしている状態のときに副交感神経が働き、腸の動きが活発になります。残念ながら副交感神経は、加齢とともに働きが低下していきます。だから便秘になりやすくなるのです。

日常生活の活動量が低下すれば、筋力も低下します。排便には腹筋が関与しているので、筋力の低下で腸の動きも弱くなります。だから腸の中の便が停滞してしまうのです。

【便秘の6つの原因】

①食事量の減少による材料不足

朝食を食べない人は、1日に必要ないくつかの栄養素を満たしていないことがわかっています。

②内服している薬の副作用の影響

③水分不足

便の80％が水分です。トイレが近くなるのを避けて、水分摂取を控えている高齢者の多くが便秘になりやすくなります。

④運動不足

直腸にたまった便を押し出す腹筋力の衰えが原因です。

⑤ストレス

腸の弛緩と収縮は自律神経がコントロールしています。慢性的なストレスで交感神経が長時間優位になると便秘になります。

⑥トイレに行くのを我慢する

便意は小さなささやき声だったり、あっという間に消え去ったりします。その小さな腸からのメッセージを聞き逃さないでくださいね。せっかく便意をもよおしても、聞き逃したりトイレを我慢したりしていると、その状態が当たり前になり、便意が生じなくなります。排便に介助が必要な場合も便秘になりがちです。
便が大腸にとどまり続けると、腸壁に水分がどんどん吸収されていき、便が硬くなり便秘になります。

心当たりがある方は、できることから生活を見直して、食生活を改善してみませんか？

いつまでも若々しくいるためには、腸はとても重要です。腸には免疫細胞の約70％が集まっているのですから。便秘が当たり前になると、腸のバリア機能が低下したり、お腹が張って食欲が落ちてしまいます。

また、炎症や感染症、低栄養の原因にもなります。腸が動かないことで消化不良を起こすなど身体的な影響とともに、イライラや便秘が悩みになるなど精神的な苦痛も出てきます。

バランスよくしっかり食べている人は、いつまでも若々しく便秘とは無縁の毎日が送れます。たかが便秘と考えず、しっかり食べて克服していきましょう。ちゃんとしっかり食べれば、徐々に便秘は改善されていきますよ。

「食べることが好き」は恥ずかしいことじゃない

「ああおいしいものが食べたいな」

「甘いものが食べたい」

こんなふうに食べることへの欲求があるあなたはとても元気な証拠です。

それなのに、食べることに罪悪感を持っている人が少なからずいらっしゃいます。

食べると太る。

食べ過ぎはよくない。

少食、粗食のほうがよい。

いいえ、そんなことはありません。元気に食べられることは、健康な証です。それよりもむしろこんな症状はありませんか？

「お腹が空かない」

「食事をする気にならない」

「同じようなものばかり食べている」

こんなふうに食べ物の偏りや食欲不振の症状が出たらちょっと危険です。３食しっかり食事をとらないと、普段食事を通して摂取していた水分が摂取できなくなるので、水分不足になり脱水症状につながる危険性もあります。

実年齢よりも10～20年若く見える見た目が若い人は、ふっくらした人です。

反対に、実年齢よりも老け込んで見える人はやせ気味の人です。やせていると肌の張りがなく、シワが目立ちます。ツヤもありません。肌の調子は健康状態そのものです。顔色のよくないツヤのないお肌の方たちの毎日の食事内容を聞いてみると、脂っこいものを避けたあっさりした食事を日常的にとっていることがよくあります。

一日一食、玄米菜食、断食、空腹が長生きの秘訣、腹八分目――。

日本人はこれらの言葉が本当に大好きです。がんに栄養を与えてはいけないというウソを信じている方も大勢います。

がんを食事で治す本といえば、野菜ジュースや肉抜き、糖質抜き、断食、玄米菜食など、栄養をとらない食事法ばかりを勧めています。

加齢とともに基礎代謝が落ちていきますが、食べないとますますエネルギーを燃やせなくなって、身体に老廃物や内臓脂肪をため込みます。すると老化が早く進行していってしまいます。貝原益軒がいう「腹八分」「薄味」「脂っこいものを避ける」食事法は、40代、50代までに限ります。高齢者は、決して貝原益軒の真似をしないでくださいね。高齢者には高齢者のための正しい食事法があります。

高齢者の正しい食事法が、食べたいもの・好きなものを我慢しないことです。いつまでも若々しく元気な人は、自分が好きなものを楽しんで食べていますよ。

漫画の『サザエさん』で登場する磯野波平は、連載当時の設定は54歳でした。ずいぶん老けていますよね。いまではあの見た目は典型的なおじいちゃんキャラです。連載が始まったのが1947年。まさに短命の日本人が50歳の壁を超えたのが同じ1947年。

現代の日本人が若返ったのは、栄養状態が改善したからです。栄養状態がよくなったから、寿命が伸び、結核を克服し、若返ることにつながったのです。

もしもあなたが70代なら、人生における「最後の活動期」といっても過言ではありません。この時期、何を食べるか、どんな食生活を送るかが、80代以降の老いを大きく決定づけます。

「食べることが好き」といえる人は、生命力が強い人です。

「食べることが好き」と素直に自分の欲求を受け入れられる人は、自己受容できる人です。いつまでも元気で若々しい人なのです。

自分に起こる「変化」を否定しない生き方をする

やせないで体力と若さを維持するためには、しっかり睡眠をとることが大切です。

「しっかり眠れていますか?」

診断のとき、私が必ず患者さんに聞く言葉です。老化の進行を遅らせるためには、睡眠が非常に重要だからです。

日中眠気が強い、あるいは居眠りをしてしまうことはありますか?

適切な時刻に就寝・起床できていますか?

ぐっすり眠れると、心身の疲れが回復し、集中力とやる気が向上し、「いい気分」

で一日を過ごすことができます。まずは睡眠が持つさまざまな重要な役割についてお話しします。

- **疲労回復**
- **記憶の定着**
- **免疫機能を強化**
- **脳や身体の休養**
- **感情整理**

身体と脳を休ませるだけでなく、記憶の定着と感情の整理を睡眠中に行っています。昨日あった嫌なことがなかなか忘れられない、といったタイプの方に多いのが不眠です。睡眠が障害されると、日中の活動のパフォーマンスが落ちて、心身の健康に大きな影響を及ぼします。生活習慣病やうつ病のリスクが高くなるという報告もあります。睡眠障害の症状から大きな事故につながることもあります。睡眠の質が低下することで、日中の疲労、不調、気分変調などが起こり、せっかくの人生が台無しになってしまいます。

日本人の5人に1人は不眠の悩みを抱えているといわれます。特に年齢を重ねると、「眠れない」「夜中に何度も目が覚める」「早朝目が覚める」「ぐっすり眠れるにはどうしたらいいですか？」といった悩みが患者さんから次々に寄せられます。

どうしたらぐっすり眠れるようになるのでしょうか。はじめにご自分がどのようなタイプなのか診断していきましょう。

Q1　布団に入ってからも、なかなか寝つけないですか？

Q2　夜中に何度も目が覚めますか？

Q3　朝早く目が覚めてしまいますか？

この3つの質問をすると、高齢者の方に非常に多いのが「寝つけない」と「夜中に何度も目が覚める」という症状です。寝つけない症状は「入眠障害」といいます。夜中に何度も目が覚めるのは「中途覚醒」です。

加齢によって若いころとは違うさまざまな「変化」が訪れます。この変化はいわゆる老化といわれるものなのですが、私はあえて老化ではなく「変化」という言葉を使ってみなさんにお伝えしたいと思います。

若いころと違って、体内時計が変化します。血圧や体温調節、ホルモン分泌といった睡眠を支える多くの生体機能リズムが変化するのです。年齢とともに睡眠もどうしても浅くなり、尿意やちょっとした音などで目が覚めてしまうようになります。

まずはご自分のこの「変化」を否定せず、「しょうがないなあ」とおおらかに受け止めましょう。「眠らなきゃ」と思うと、余計に眠れず不眠になりがちです。大切なことは、次の言葉を自分にいい聞かせて安心させることです。

眠れなくても大丈夫。

いま眠れなくても、明日昼寝すれば済むこと。どうってことない。
眠れなくても大丈夫と思えることが、不眠の解決の第一歩なのです。

やせないための睡眠法

自分に起こる変化をおおらかに受け止めることが、ぐっすり眠るためにはよい方法ですが、もう少し具体的に睡眠のためにできることを3つ紹介します。

①朝一番に日光を浴びる

朝起きて、一番目にすること。それは、まずカーテンを開けて、太陽の光を浴びることです。大きく背伸びをしながら、太陽の光を浴びると、「ああ、気持ちいいなあ」という幸せな気持ちで心がいっぱいに満たされます。

幸せな気持ちに包まれる理由は、光を浴びると幸せホルモン「セロトニン」がつくられるからです。セロトニンが不足すると、うつの原因になります。ですから、朝の光を浴びるのは、ぐっすり眠るためのお薬を飲むのと同じような作用があるのです。必ず毎朝、朝日をたっぷり浴びてください。お薬と同じ効果が得られます。

さらに、セロトニンは睡眠ホルモン「メラトニン」の原料になります。メラトニンは、睡眠と覚醒リズム、ホルモン分泌のリズムなどを調整しています。日中に分泌されたセロトニンは、起床後14~16時間経つとメラトニンに変わります。

朝6時に起きて朝の光を浴びたら、夜8時から10時くらいにメラトニンが分泌され、だんだん眠気がやってくるのです。

②夜は暖かみのある照明を使用する

500ルクス以上の光を浴びると、せっかく夜になってメラトニンを分泌しようとしても、その明るさによってメラトニンが抑制されてしまいます。

一般的な住宅の照明は100〜1000ルクスといわれていますから、ぐっすり眠るためには、照明を意識してみましょう。明るさや光の色を変えられる電球も市販されています。

夜、オレンジ色の暖かみのある照明に設定すると、副交感神経が優位になって、気持ちが落ち着いてきます。そして、睡眠ホルモン「メラトニン」がしっかり分泌されます。

③日中はなるべく身体を動かす

「寝つきが悪い」と「夜中に何度も目が覚める」ことの主な原因は、昼間の運動不足です。今日1日、どんなふうに過ごしましたか？　ちょっとそこまでのお出かけもしていない、昼間ソファに寝転がっていたなんていう方は、活動量が不足しています。

ぐっすり眠るためには、「朝一番に日光を浴びる」「夜は暖かみのある照明を使用する」と、もうひとつの条件が「日中身体を動かしてほどほどに疲れていること」です。この3つの条件が満たされていないと夜になってもなかなか眠くなりません。

事故の8割が室内。怪我をしない家づくり

みなさんはダンシャリアンですか？　ダンシャリアンというのは、断捨離を実践する人のことだそうです。断捨離は、もともとはヨガの行法（ぎょうほう）で、要らないモノを断ち切って、モノへの執着心をなくすことにあるようです。

身軽で快適な生活、無駄のない人生、それらを手に入れなさいといっても、年を重ねてきたみなさんは、そうそうできるものではありません。

目の前にあるすべてのモノは、いわばあなたの人生そのものです。あなたがこれま

で気に入って買ったモノ、思い出のつまった大切なモノたちです。手元に置いて元気になるなら、どうぞ大切にしてやってください。ただ、「こんまり」さんがよくおっしゃっているように、ときめかないものは捨ててもいいかもしれませんね。

家の中の断捨離を「やる・やらない」は、みなさんにお任せするとしましょう。私がここでお伝えしたいことは、次のふたつです。

「断捨離しなければいけない」という考えに縛られないこと。

「絶対にやったほうがいい家の中の片づけ」があること。

やったほうがいい家の片づけを、私は「3ナイ運動」といっています。

①自分の頭より高いところにモノを置かナイ

②マット類を敷かナイ

③階段や家の中で歩く通路をモノでふさがナイ

「おか・しか・ふさ」の「3ナイ運動」をなぜみなさんにお勧めしているかというと、住宅内で転倒して怪我をしナイためです。65歳以上の事故のうち、住宅内で起こった事故は全体の77・1%を占めます。つまり8割近くの事故は、家の中で起こっているのです。

加齢により、筋力・バランス能力・身体の柔軟性は低下していきます。すると、ちょっと滑ったりつまずいたりしてバランスを崩したとき、姿勢を立て直すことも、踏んばることも難しくなります。

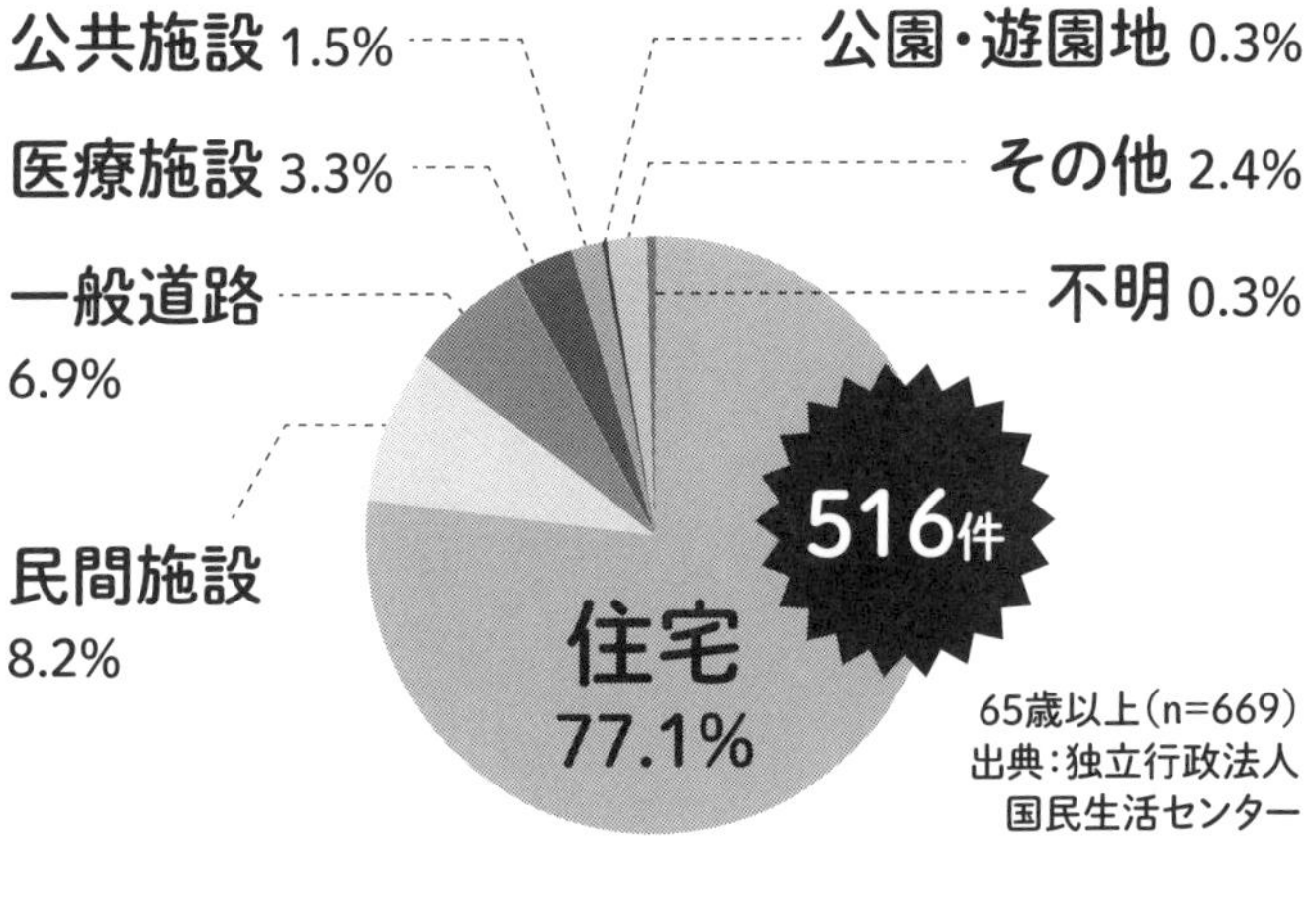

1章で、膝を曲げて体重を支える筋力がなくなって椅子にドスンと座ってしまう人のお話をしましたが、まさにこの状態が転倒時に起こります。

とっさに壁や手すりで身体を支えることができません。寄りかかりながら静かに座り込むことや、うまくしゃがみこんで転倒の衝撃を少なくすること、受け身の姿勢をとることなど、若いころと違って難しくなります。

住宅内の事故のうち、高齢者の事故が発生する場所のベスト3が以下です。

1位 リビング(45%)
2位 階段(18・7%)
3位 台所・ダイニングルーム(17%)

次いで玄関、洗面所、風呂場、廊下、トイレと続きます。

高齢者の住宅内事故のうち、もっとも多い原因は何かおわかりですか? 独立行政法人国民生活センターの高齢者の家庭内事故の報告よると「転落」です。だから**「自**

分の頭より高いところにモノを置かナイ」ことが重要です。

キッチンで椅子や台に乗ってモノをとることは、高齢者にはとても危険なことです。よく使うものは、自分の頭より高いところには置かず、すぐ手の届くところへ置きましょう。そんなことをいったら、「これはすぐ使うもの」といって、自分の周りがコップやらハサミやらでごちゃごちゃになりそうですが。それでも転落して寝たきりになるよりいいじゃないですか。

そして、転落の次に多いのが「転倒」です。**マット類を敷かナイ、階段や家の中で歩く通路をモノでふさがナイ**でくださいね。動線上にモノがあると、とても危険です。つまずいたり、転倒・転落につながります。高齢者には、断捨離より「3ナイ運動」のほうがよっぽど命を守ることにつながります。

では、実際にどのような事故が多いのか、具体的に紹介していきましょう。

【転落・転倒の住宅内事故の例】

・階段を踏み外して転落
・階段でバランスを崩して転落
・庭の木の剪定作業や雪下ろしで、脚立・はしご、屋根の上などから転落
・椅子に上って高いところにあるものをとろうとした際や電球を取り換えている際に転落
・朝、起きたときや夜中にトイレに行くとき、ベッドから転落・転倒
・靴下やじゅうたん・バスマット・毛布などに足をとられて転倒
・風呂場で滑って転倒
・玄関の段差でつまずいて転倒
・マットにつまずいて転倒

横に転ぶと、太ももの骨（大腿骨頸部）を骨折しやすくなります。

後ろに尻もちをつくと、背骨やお尻にかけての骨を圧迫骨折しやすくなります。

前に転んだときに手をつくと、手首の親指側の骨を骨折しやすくなります。

しかし、転倒しても、ふっくらしていれば脂肪がクッションになって、あなたを守ります。ダイレクトに床や家具に身体をぶつけにくくなり、衝撃が小さくなって、重症化を防ぎます。

日頃からよく歩いて足腰を鍛え、筋肉の材料となる肉・魚・大豆製品などのタンパク質をしっかり食べていれば大丈夫です。転倒しても骨の周囲を守る筋肉が骨折からあなたを守ります。散歩などで太陽の光をしっかり浴びていれば、ビタミンDが体内で生成され、ビタミンDが腸管からのカルシウムの吸収を促し、骨密度を増加させます。散歩が骨折のリスクを減らします。やせない生活を送るとともに、転倒予防のための注意点をお伝えしておきましょう。

【転倒予防のためにやっておきたいこと】

・階段や段差には手すりを設置する
・足元にはライトを設置して明るく見やすくする
・階段や動線上（家の中で歩く通路）に障害物は置かない
・頭より高いところへはそもそもモノを置かない生活に変える
・木の剪定などの高いところの作業は人に頼む
・ふたつのことを同時に行わない（考えごとをしながら階段を下りるなど）

自分はまだまだ若いと思うことは大切ですが、加齢にともなってバランス能力・筋力が低下している自覚を持つことは非常に重要です。

「これぐらいならできるだろう」という過信が事故を招きます。無理をせず、ひとつずつ動作を安全に行うことが大切です。

転倒して骨折し、入院となると、やせたり、日常生活動作能力（ＡＤＬ）が低下したりします。たとえ歩けるようになっても、骨折後の痛みや関節の動きにくさが残ります。動く機会が少なくなれば、身体機能も脳機能もさらに低下してしまいます。やせないための正しいライフスタイルがあなたの命を守ります。

免疫力が上がるごきげんな生活を送る

あなたはいつも不機嫌になっていませんか？　不安に押しつぶされそうになっていませんか？

不機嫌は、人の免疫機能を下げ、病気になりやすいことが医学的にもわかっています。ごきげんであれば、免疫機能が上がり、食欲が増し、おいしく食べられるので、やせずに健康的な生活を送ることができます。

喜怒哀楽を感じると、脳の大脳新皮質にある前頭葉が、気力を向上させ、知力を刺激し、若々しさにつながります。

そもそも不機嫌になることも、不安を感じることも悪いことではありません。その感情に気づき、自分の感情を理解することです。自分の感情を確認する習慣をつけることが大切です。

「いまの自分はどんな感情を持っている？」

「いまの自分はごきげん？　不機嫌？」

「なぜ私はいま不安な気持ちになっているの？」

こんなふうに、自分の感情を確認してみましょう。すると、どんなときに不機嫌になるのか自分を理解することになり、わけもなく不機嫌になることが少なくなります。

人はちょっとしたことで不安になります。電話をかけたのに相手が出ない。そこに置いたはずのカギがない。何を買わなければいけなかったんだっけ？

こうしたささいなことで不安になっている自分の感情に気づきましょう。そうすると感情にふりまわされるのではなく、感情をコントロールできるようになりますよ。マイナスの感情は人を成長させる原動力になります。不安になることは悪いことではありません。不安をとり除くのではなく、不安という感情があるから、私たちは生かされています。

家の中にトイレットペーパーがなくなったら不安だから、買いに出かける。
冷凍庫に好物のアイスがなくなったら不安だから、コンビニに行く。
子どものことが心配だから、電話してみる。
お金がなくなったら不安だから、パートに出る。
トイレが汚れていると気分が悪いから、キレイに掃除する。
歩けなくなったら不安だから、散歩する。
病気になったら心配だから、しっかり栄養をとる。

こんなふうなささいな不安と心配によって、私たちは生かされています。

マイナス感情があるから、人は成長できるのです。感情が私たちの身体を動かしています。「いまさら年をとって、成長なんてする必要がない」と思わないでください。人はいくつになっても成長することができます。筋肉だって、身体を動かしてトレーニングすることで、何歳からでも増やすことができます（だから「筋肉を増やす体操」をやってくださいね）。

身体を動かすのが億劫なときは、ハードルを下げてみてください。１００％を目指さないでください。１００を目指してしまうと、80しかできなかった場合、できなかった20に意識が向かい、挫折感を味わいます。そうすると不機嫌になって、免疫機能を落とします。

目標は小さければ小さいほどいいのです。「テレビを見ながら、10回その場で足ぶみをした」というのでもいいんです。目標が小さいほうが達成しやすくなり、満足度も上がり、自分を許せるようになって、自分を愛せるようになって、毎日がごきげんになります。ごきげんでいるだけで、あなたには健康だけでなく、たくさんの幸運がもたらされますよ。

毎日をごきげんに過ごす7つの「やってみよう運動」

「毎日が楽しくない」「つまらない」「生きているのがいやになった」

年をとるとついこんなふうになりがちです。

私がお勧めしている気持ちを切り替える「やってみよう運動」です。運動にはあなたの身体を動かす運動だけでなく、あなたの心を動かす運動、あなたの世界を動かす運動もあります。運を動かすのです。いますぐパチッと切り替わるので、まずはやってみましょう！

①深呼吸をしてみよう

イライラしているときは、脳に酸素が足りていないときです。脳に新鮮な酸素を送りこむイメージを持ちながら、ゆっくり深呼吸してみましょう。

1、2、3、4で吸い、1、2、3、4、5、6、7、8で吐きます。

息を吐くときは、嫌なこと、不安、イライラなどネガティブな感情も一緒に吐き出しましょう。

②髪型や服装、メガネなどを変えてみよう

何かをひとつ変えると、自分の気分や相手の反応、空気、見えていた景色、雰囲気、世界など、何かが必ず変わります。

老眼鏡も口紅も100円ショップでさまざまなものが売られていますから、いますぐ買いに行って、新しいものを買って身につけてみましょう。必ず気分が変わります。

③甘いものを食べよう

甘いものを食べると、血糖値が上がります。すると満足感・幸福感で心がいっぱいに満たされます。血糖値が上がると、元気もわいてきます。

胃を刺激するので、副交感神経が働き、イライラと不安がしずまります。食べることに意識が集中するので、それまでの感情をフラットな状態に戻します。機嫌が悪いときは、甘いものを食べると効果絶大です。

④「ありがとう」という言葉を口にしてみよう

片づけをしない夫にムカムカしていませんか？

長いレジの列に並んでイライラしていませんか？

過去の嫌な出来事にクヨクヨしていませんか？

人生なんてそもそも思いどおりにいくことのほうが少ないのです。

ムカムカ、イライラ、クヨクヨしたら次のように「仕分け」をしてみましょう。

これは自分の思いどおりに変えられることか？

これは自分の思いどおりには変えられないことか？

変えられないのは「過去」と「他人」です。絶対にあなたの過去は思いどおりには変えられません。変えられないことを悩むのは無駄です。過去は変えられませんし、クヨクヨ悔やんでも仕方がありません。

「あのとき失敗してしまったけど、次はミスしないようにしよう」と、過去に対する自分の対応は変えられます。精神科医の森田正馬は、人間の感情は放っておけば時間とともに消えていく「感情の法則」を唱えました。怒りも悲しみも時間が経てば収まるのです。

自分が変えられることだけに意識を向けて、自分が変えられることからコツコツ変えていきましょう。相手にウソでもいいので、「ありがとう」をいってみましょう。

感謝の言葉を口にするだけで、相手の反応が変わります。

⑤開き直ってしまおう

「ダメならダメで仕方がない」「どうにもならないことがこの世にはある」「まっ、いいか」「いまのままの自分でいいじゃん」と開き直ってみましょう。

開き直るのは、あきらめです。挫折ではなく、物事を「あきらかにする」こと。仏教の世界では、あきらめは真実、真理、悟りを意味する素晴らしい言葉なのです。

開き直るのは、いまの自分を否定せず肯定すること。自分を肯定すると、新たな方向性が見えてきます。

「残された人生、自分を大切にしよう」「家族との時間を楽しもう」「やりたいことをやろう」「食べたいものを食べよう」「趣味に力を注ごう」

開き直ったら、あなたは何に集中しますか？

⑥物事のよい面を見よう

コーヒーには身体によい作用と悪い作用があることは前にもお話ししました（69ページ）。コーヒーが好きなら、毎日コーヒーを飲むことで期待できるメリットのほうへ目を向けましょう。

コーヒーには「老化防止」「脳の活性化」「リラックス効果」「胃の働きを活発にする」といった素晴らしい効果があります。

これはあなたのものの見方すべてに共通します。プラス面に着目できる人は、口に出す言葉もポジティブになって、幸せになります。

以前、ネガティブなことをポジティブに反転させる「ネガポジ辞典」がはやりましたが、私は心配性なのではなく細かいところに気配りできる、ユーモアがないのではなく真面目に一生懸命といった具合によい面に目を向けるのです。

もちろん「少し太っている」は、「健康で長生きできる」ですよ。

⑦好きなものを食べよう

「食育基本法」が平成17（２００５）年に成立しましたが、大人も食べることについて、あらためて学ぶ必要があると私は考えています。

「食べ過ぎはよくない」「腹八分」「高カロリー、味が濃いもの、脂っこいものなどをたくさん食べるな」「年をとったら食を少なめに」「高齢者に肉はあまり必要ない」といった昔ながらの食への知識のまま止まっていませんか？

粗食よりも、私は好きなものを食べよう派です。楽しく好きなことをしているときは、画像診断で脳血流を見てみると、前頭葉の血流が増えることがわかっています。思考力や単純記憶が増すという結果が出ています。

食べることで、視覚、聴覚、嗅覚、触覚、味覚と五感を使います。箸を使って口をモグモグ動かすことでの、脳の運動野も活性化します。

食べ物が口の中に入れば、唾液の分泌を促進します。唾液の成分の99％以上は水分ですが、消化・抗菌・免疫などの働きを持ちます。そのため、唾液の分泌量が低下すると口腔内が乾燥し、細菌の温床になり、誤嚥性肺炎（細菌を含んだ唾液や食べ物などが気管に入り、感染を引き起こす肺炎）のリスクが高くなります。おいしく食べる、誰かと楽しく食べることで健康を維持し、生活リズムを整え、自律神経の乱れを防いで心を満たし、気持ちを安定させます。食べることは生命を維持するだけでなく、精神的にも豊かになります。

気分を変えるなら、好きなものを口にしてみましょう。脳の血流が増えて、元気が出てきますよ。

やせないための人づきあいは腹八分

人づきあいに関しては、貝原益軒の考え方に賛成です。人づきあいは「腹八分」「淡泊なもの」「高カロリー・濃いもの・脂っこいものは避ける」ほうが、むしろ会ったときに濃厚なおいしいおしゃべりが楽しめます。

適度な距離感と薄味を守り、近づきすぎない・頻繁に会いすぎないほうが確実に人間関係を良好にします。人間関係の距離はマイナス感情をいだくことから自分を守ってくれるものです。

どんなに仲のよい友人であっても、毎日毎日同じ部屋で寝泊まりしていたら、嫌なところが目について イライラしてしまうでしょう。ほどほどに距離を置いて、月に1回会うか会わないかくらいの薄い「月(つき)あい」が人づきあいでは大切です。

あるいは年に1回くらいの浅いつきあいも気楽でいいものです。趣味が同じでなくても、食事しながら楽しいおしゃべりが成立するくらいの距離感であれば、社会的フレイルを防ぐことにおおいに役立ちます。そんな人が12人いれば、月1回のおしゃべりランチが実現します。

久しく会っていない人に、ときどき「どうしている？　元気？」とメールやLINEを送ったり、季節の変わり目におハガキで自分の近況を知らせたり、そんな「月あい」が気楽です。

「同じくらいの値段の料理を頼まないと悪いな」「嫌われたくない」「いつものグループから外れたら自分の居場所がない」という恐怖心からも解放されます。ぜひ自分が食べたい料理を頼んでください。

食べたくもない料理を頼んで、人生の、せっかく1回の食事を無駄にしてはいけません。無理して食べても、本当の栄養になどなりません。嫌な人と食事しても、やせてしまいます。

しかも、自分の感情にウソをついてしまうことにもなります。自分の感情を裏切ると、人は不機嫌になります。自分の感情よりも相手からどう思われるかを優先してしまうような相手とは会わなくていいのです。他人にウソをついても自分にはウソをついてはいけません。

人間的で健康的な欲求
「食べたい」「みんなとうまくつきあいたい」

１９１ページで紹介した、「感情の法則」を唱えた精神科医の森田正馬についてもう少しお話ししてきましょう。精神科医・森田正馬（１８７４〜１９３８）の神経症論「森田療法」は、日本で生まれた心理療法です。彼自身の体験から確立した治療技法です。

森田正馬は東京帝国大学在学中、「神経衰弱」と診断されました。自分で「心臓が悪い、悪い」と思い込み、服薬を続けていました。進級試験を前に父親からの仕送りが遅れ、薬も買えなくなり、やけになって薬をやめて「もう死んでもかまわない」と試験勉強に打ちこみました。すると死ぬほど苦しかった不快な症状が、いつの間にかなくなっていたのです。

気持ちを何かに向けると気になっていた症状がなくなる(神経症の症状が改善する)という自身の体験が森田療法の発想につながったといわれています。

みなさんも「動くとすぐに息切れする」「めまいがなかなか治らない」「お金が足りなくなったらどうしよう」などと頭から離れないこともあるでしょう。

森田療法は、生活の中で必要なこと、例えばご飯を食べ、食べたお皿を洗い、掃除をして、洗濯して、お風呂に入るといったなすべきことをただ実践し、「あるがまま」という心を育てることによって神経症を克服する療法です。

神経症を判断するときは、「とらわれの機制」があるかどうかを見ます。森田療法用語でいうところの「精神交互作用」と「思想の矛盾」のふたつから成り立っています。

「精神交互作用」は、症状に注意が集中すると、その症状を敏感にキャッチし、ますます注意がそこに集中する悪循環です。「思想の矛盾」は、「この症状さえなければ自分は完全で、まったく悩みがない状態になれる」と現実を否定的にとらえ、「こういう自分であるべきだ」という理想の自己との間に大きなギャップと葛藤を抱えている状態です。

森田療法では不安や症状をとり除くことではなく、不安や症状とどうつきあうかを一緒に模索していくことに主眼を置きます。『嫌われない勇気』でおなじみの心理学者・アドラーも同じような考え方です。トラウマは存在しない、トラウマをいいわけにするのはやめようね、という考え方です。

人づきあいが苦手な人や食べると太る恐怖がある方に対しては、「誰とでもうまくやりたいというあなたの目的があります。だけど、みんなとうまくいかなかったらどうしようと不安になりますよね。その不安は、人と仲よくしたいというとても人間的で健康的な欲求があるからなんですよ」と心の中で起こっていることを理解できるようにサポートするのが森田療法です。

「ご飯を食べたいけど、太ったらどうしよう」は、人間的で健康的な欲求があるからです。その上でうまくつき合うためには、やせるより話術を磨くとか、あいさつするなど、もっと大切なことがありますよ、とアドバイスします。

第4章

筋肉を増やす体操

気楽に手頃な価格で通えるジムを活用しよう

コンビニに行くような感覚で24時間365日、いつでも気軽に普段着のまま行けるスポーツジムが登場し、注目を集めています。買い物帰りや薬局で薬が出るまでの待ち時間など、ちょっとした隙間時間を利用して、身体を積極的に動かせるようになっています。筋トレ目的だけでなく、次のようなさまざまな目的で幅広い年齢層の方々がスポーツジムを利用しています。

・やせないようにしたい
・筋肉を増やしたい
・体力をしっかりつけたい
・骨密度をキープしたい

・家にこもらず外に出る機会をつくりたい
・社会とつながっていたい

特に女性専用ジムが充実していることに驚きます。筋肉を効率的に増やすための専門知識を持った女性コーチが、パーソナルトレーナーのように横に付いてやり方を教えてくれます。だから挫折することなく長く続けられる方が増えてきているようですね。自宅で受けられる「オンラインレッスン」も充実し、座ったままできる運動もあるので、車椅子の方でも筋肉トレーニングが始められます。

身体を動かすとスッキリした気分になるのは、苦痛をやわらげる効果がある「ドーパミン」や、鎮痛作用がある「エンドルフィン」などのホルモンが分泌されるからです。脳由来神経栄養因子「ＢＤＮＦ」も分泌されるので、認知症を防ぐ効果もあります。

【運動の効果】

・やせない身体&太りにくい
　身体の基礎をつくる
・筋肉量が増え、基礎代謝が上がる
・日常の動作が楽になる
・転倒防止につながる
・関節などにかかる負担が減る
・腰痛・膝痛・肩こりが改善する
・ストレス解消

・体温が上がり、血流がよくなる
・免疫力が上がる
・お腹がすくようになり食欲アップ
・食べる量をキープできる
・内臓の動きが活発になり快便になる
・よく眠れるようになる
・美しい姿勢をキープできる
・むくみが解消する

お金と違い、使えば使うほど増える筋肉

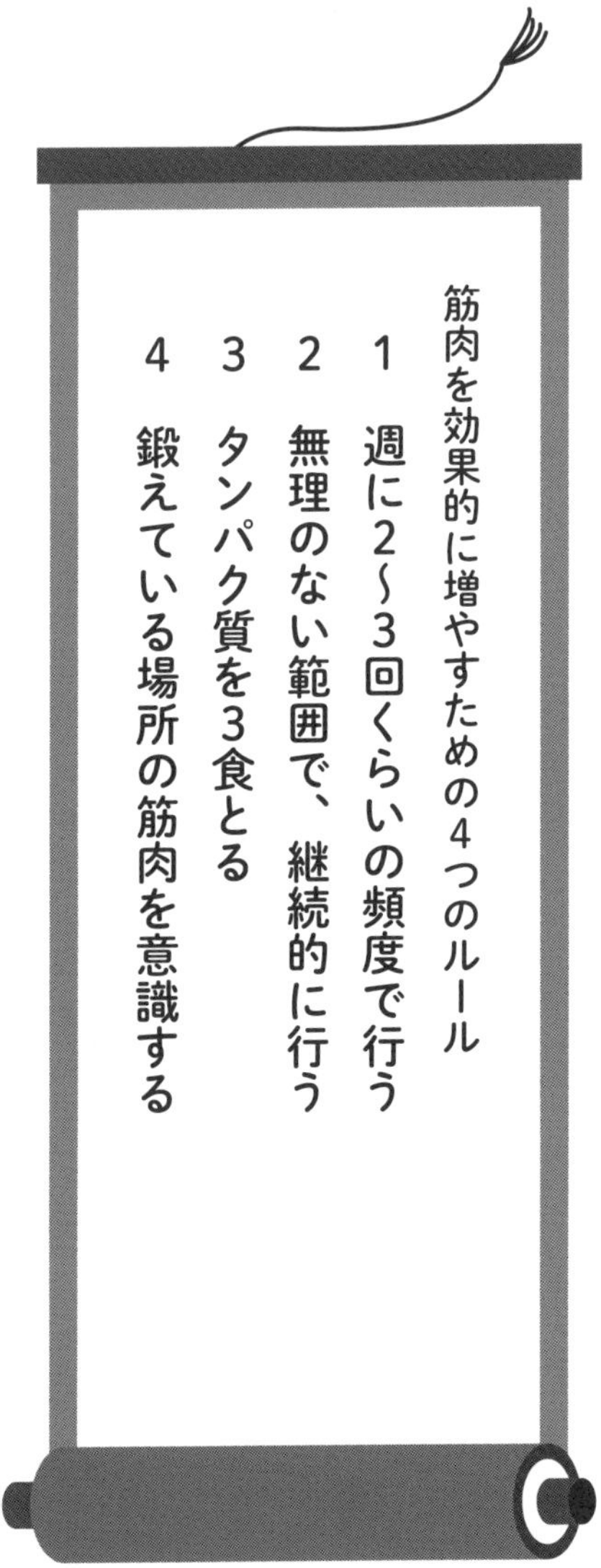
筋肉を効果的に増やすための４つのルール
1　週に2〜3回くらいの頻度で行う
2　無理のない範囲で、継続的に行う
3　タンパク質を3食とる
4　鍛えている場所の筋肉を意識する

立ち上がる動作で大切な働きをする太もも前の筋肉（大腿四頭筋）の筋肉量に関し

ていえば、80代の平均値は30代の平均値の約半分という報告があります。運動することは、「健康への投資」です。お金は使えば使うほど減りますが、筋肉は使えば使うほど増え、しかも何歳からでも増やすことができます。

立つ・歩く・姿勢を維持するといった日常の動作の基盤となる筋肉が加齢の影響で衰えやすいのです。足、お尻、お腹・背中の筋肉を増やす5つの運動に絞って紹介しますので、ぜひ今日から始めてみませんか？

①足（太ももとふくらはぎ）

この筋肉がしっかりついていれば、足どりがしっかりして、膝の曲げ伸ばしがしやすくなり、階段の上り下りがものすごく楽になります。ふくらはぎは「第二の心臓」といわれ、下半身の血液を上半身に送り上げるポンプの役割を持っています。血液が心臓へスムーズに戻るようになり、心臓の負担が減って息切れしにくくなります。

②お尻（殿筋群）

お尻の筋肉は、骨盤・下肢を支える「要（かなめ）」となる筋肉です。骨盤から股関節にかけてくっついている殿筋群は、身体の中心部分を支えています。座る・立つ・歩くなどの基本的動作には、この殿筋群の活動が必要不可欠です。

③お腹と背中

お腹と背中の筋肉は、姿勢の維持に役立ちます。上半身は内臓が集まっている重要な部分なので、姿勢を維持することで内臓の働きが活発になることにもつながります。体幹をコルセットのように締めつけて身体を安定させたり、腹圧を高めて排便を補助したり、腰への負担を軽減する効果もあります。

筋肉を増やす体操①

椅子スクワット

ふくらはぎとお尻の筋肉を鍛えるトレーニングです。背もたれのある椅子や、壁やテーブルなどを支えにしながら行っても大丈夫です。

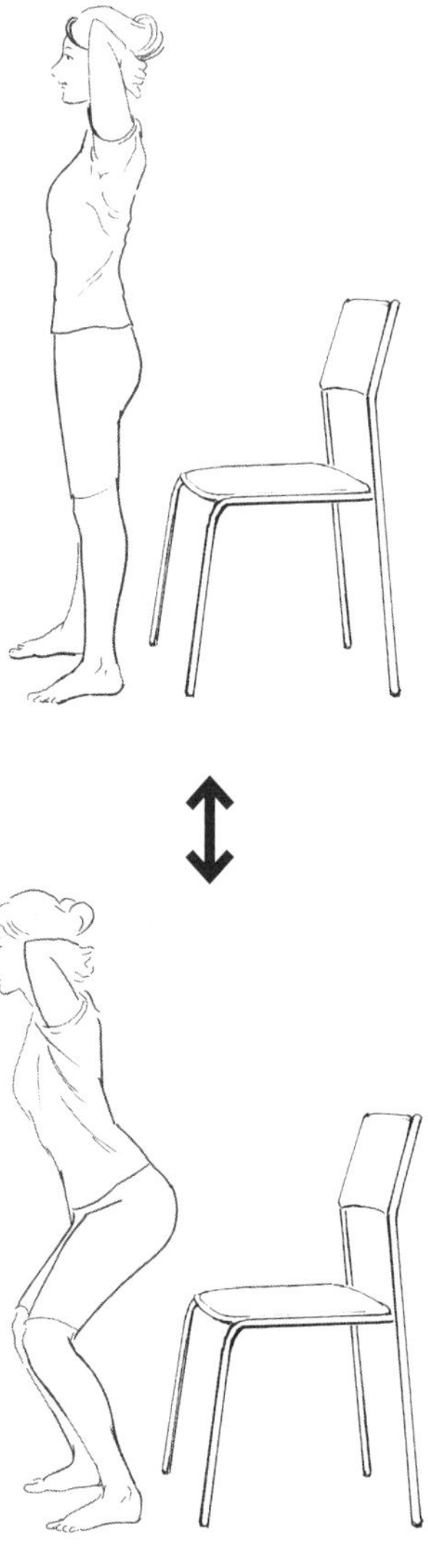

やり方

1　両足を肩幅に開いて、ゆっくり座ります。

2　そのまま骨盤を起こした状態で立ち上がります。

POINT!

・肘掛けとキャスターのついていない椅子が安全です。

・足の裏はしっかりと床につけます。

・膝の負担を軽くするため、お尻を少しぷりっと突き出して、股関節から曲げます。

筋肉を増やす体操②

かかとの上げ下げ

ふくらはぎとお尻の筋肉を鍛えるトレーニングです。背もたれのある椅子や、壁やテーブルなどを支えにしながら行っても大丈夫です。

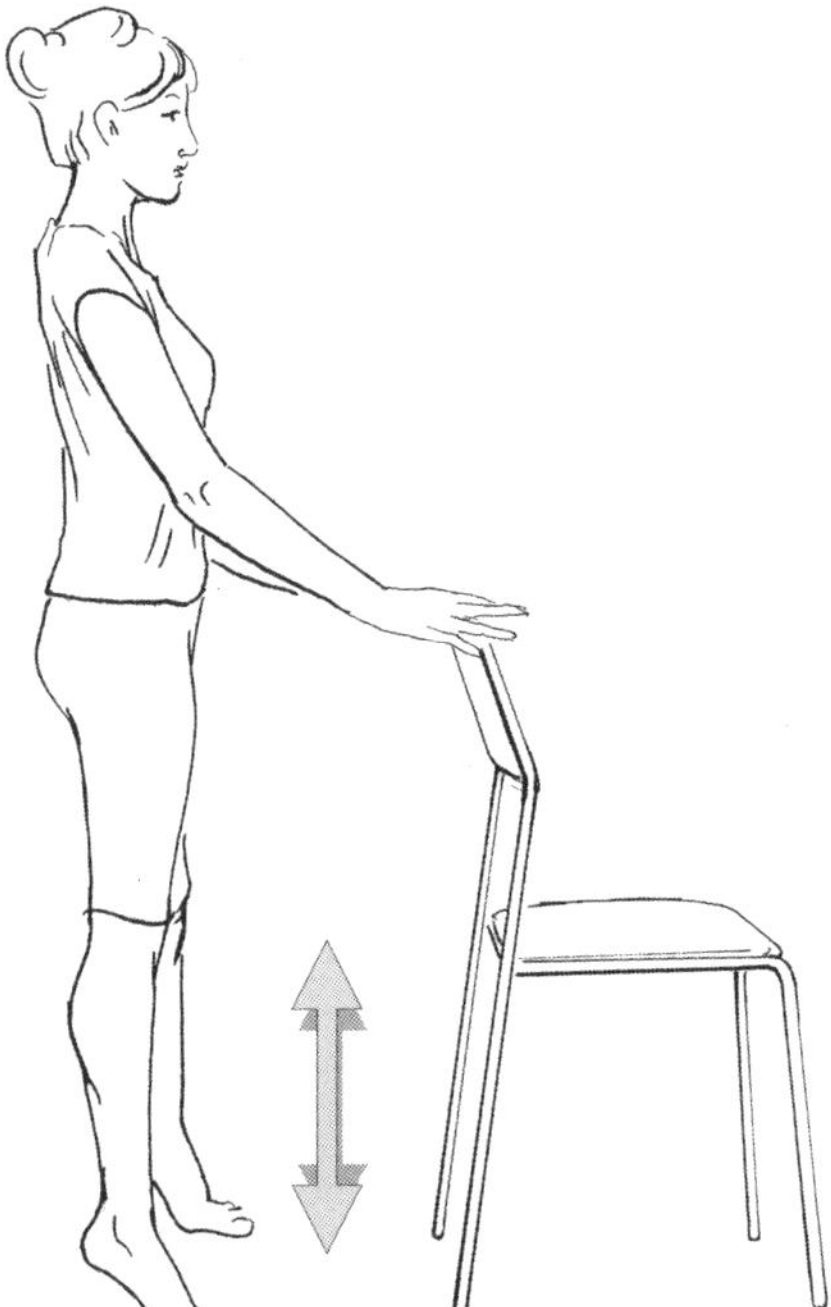

やり方

1 椅子の背もたれやテーブルなど、支えにするものに指先を軽くついて背筋を伸ばして立ちます。

2 足はつま先をまっすぐ前に向け、肩幅に開きます。

3 ゆっくりとかかとを上げます。

4 かかとを上げた状態で5秒キープしてから戻します。

POINT!

・かかとを上げるときは、足の親指のふくらみに体重をかけるように意識します。
・ふくらはぎの筋肉を使えていることをしっかり意識しながら行いましょう。

筋肉を増やす体操③

横に足上げ

中殿筋・外転筋などの股関節周囲の筋肉を鍛えます。安定した歩行にもっとも重要な筋肉です。

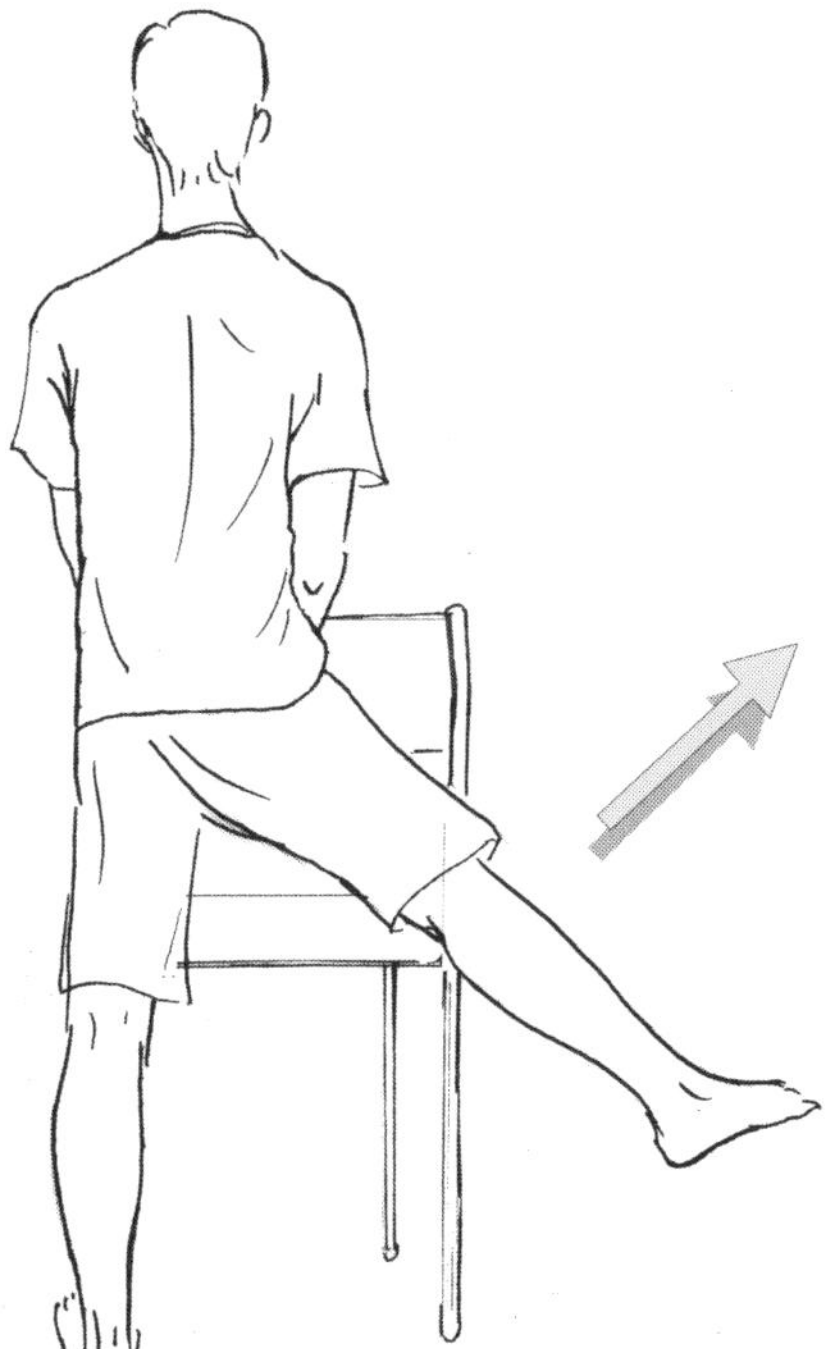

やり方

1　立った状態で膝を伸ばしたまま、片足を横に上げます。
2　そのまま5秒静止し、下ろします。
3　反対の足も同じように行います。

POINT!

椅子の背などに手を添えて行いましょう。

筋肉を増やす体操④

足上げ

立ち上がる動作で大切な働きをする太もも前の筋肉（大腿四頭筋）を鍛えます。

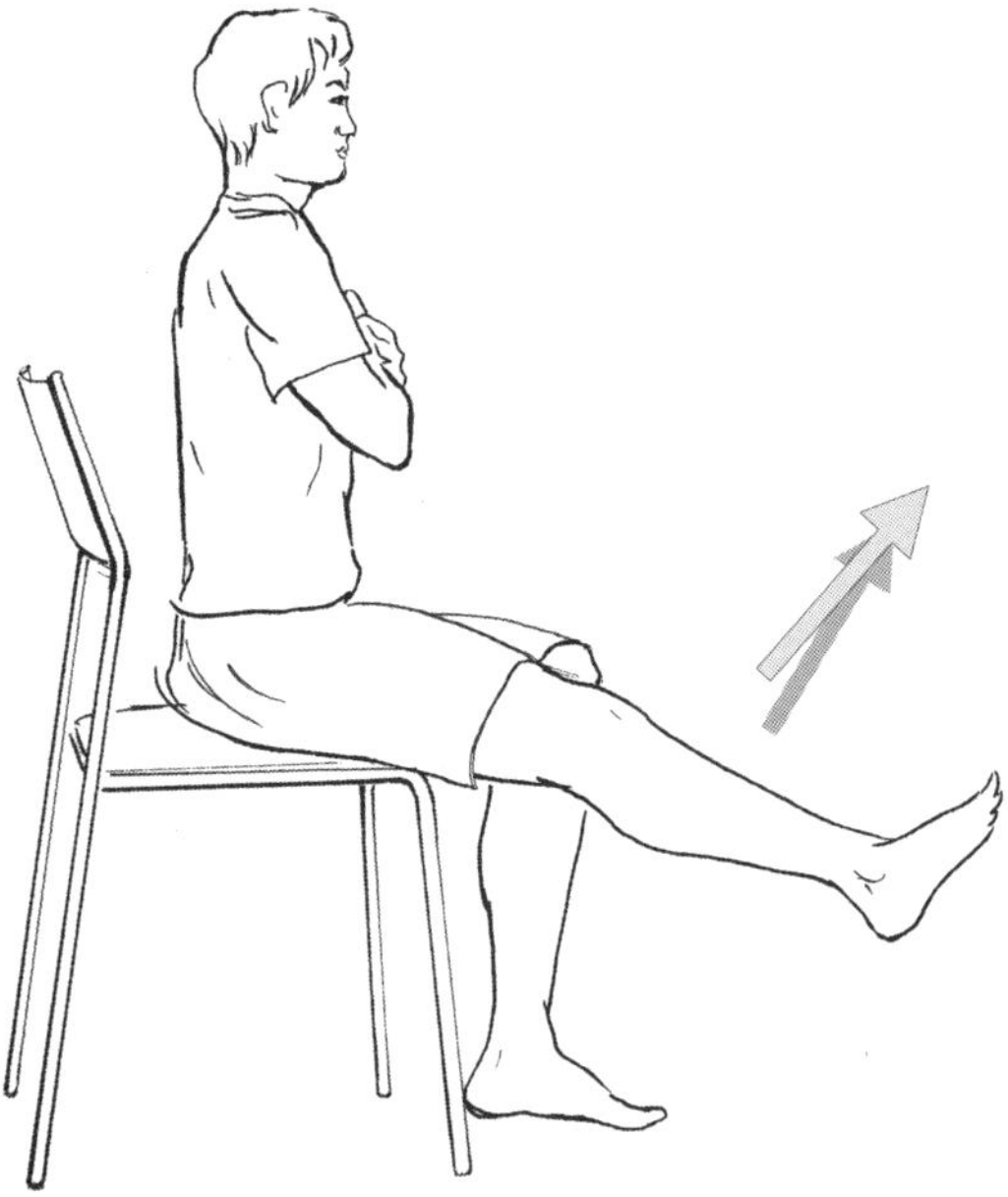

やり方

1　背もたれから背中を離して椅子に座ります。

2　ひざを伸ばして10秒静止してから下ろします。

3　反対の足も同様に行います。

POINT!

膝の上にある筋肉がしっかり使えていることを意識しましょう。

筋肉を増やす体操⑤

もも上げ

腹筋や腸腰筋を鍛えます。腸腰筋は、上半身と下半身をつなぐ唯一の筋肉で、足を持ち上げたり、身体を曲げるなどの動作にかかわります。

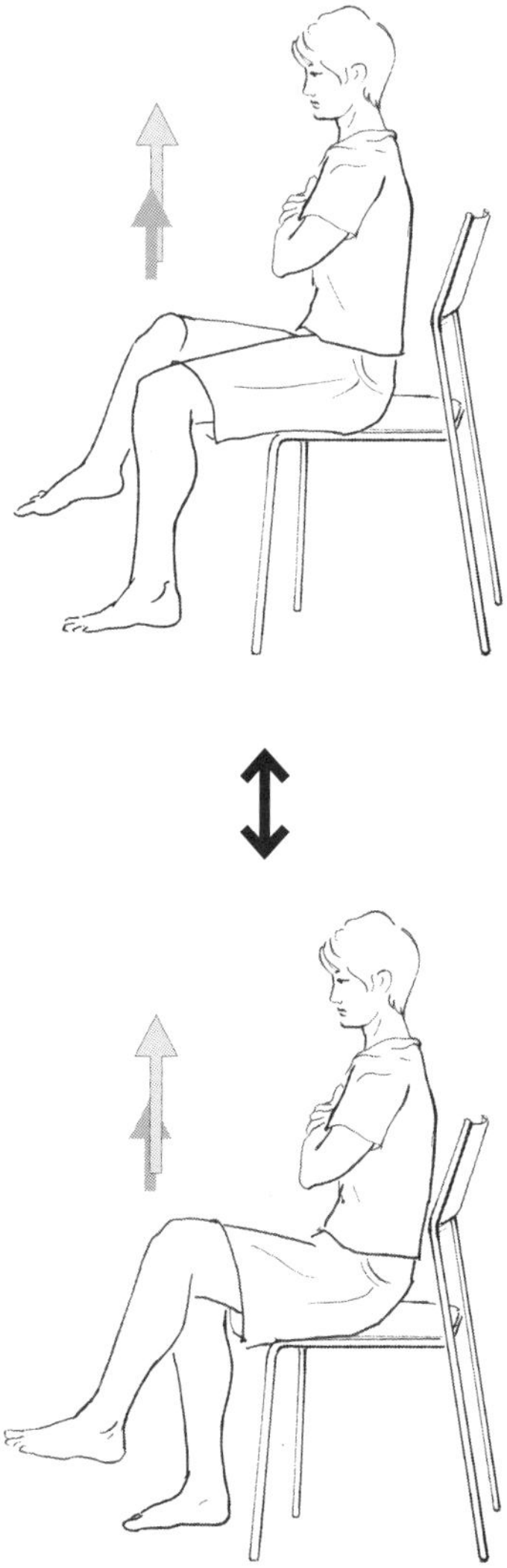

やり方

1　背もたれから背中を離して椅子に座ります。

2　お腹に力を入れて片方の太ももを上げます。

3　反対の足も同様に行います。

POINT!

座面から太ももの裏が離れるまで、上に上げてから下ろします。

おわりに

自分自身を大切に――。

これが本書の最後にお伝えしたいメッセージです。みなさんはこれまで、さまざまな困難にも負けずに乗り越えてこられたお強い方々です。これからも自分の心が求めるまま、身体の欲するまま、思い切りわがままに「自分最優先」で生きてください。家族のことよりも、「いま自分が食べたいものは何だろう?」と自分優先でメニューを考えてくださいね。女性は家族の健康を考えてメニューを考えているのに、男性はそれが当たり前だと思っているアホですから。ただ、本書でお話ししたように、栄養学の新しい知見を学ばないと健康のためと思ってしていることが逆効果になることも確かです。

自分を大切に生きるとは、誰に遠慮することもなく、やりたいことをやり、行きたい場所へ行くことです。これまでは「家族の都合」でやりたいことができないこともあったでしょう。でも、年をとると「自分の身体の都合」でできないことが増えてくるものです。

自分を大切にするとは、身体を大切にすること。食べたいものを食べて、しっかり栄養をとれば、あなたは元気になります。日本で結核が減ったのは、ストレプトマイシンという薬のおかげではなく、栄養状態がよくなったからなんです。日本には豊かな食文化があります。世界でも類を見ないほどバリエーション豊富な、安くておいしいお惣菜やランチが食べられる国です。

食べることを楽しむ。

楽しんで食べれば免疫機能が上がり、ウイルスにも老化にも負けない力をくれます。ぜひ食べることを楽しんでください。人生がもっと楽しくなります。

和田秀樹（わだひでき）

1960年大阪市生まれ。1985年東京大学医学部卒業。東京大学医学部附属病院精神神経科助手、米国カール・メニンガー精神医学校国際フェロー、高齢者専門の総合病院である浴風会病院の精神科を経て、現在、立命館大学生命科学部特任教授、川崎幸病院精神科顧問、一橋大学経済学部非常勤講師、東京医科歯科大学非常勤講師、ルネクリニック院長。

近著に『最高の時間の使い方』（日本能率協会マネジメントセンター）、『70代は男も女もやりたいことをおやりなさい』（KADOKAWA）、『15歳の壁』（合同出版）、『頭がいい人の勉強法』（総合法令出版）などがある。

編集協力　脇谷美佳子
装丁　亀井英子
イラスト　山越道子
校正　滄流社

やせてはいけない！

発行日　2023年4月30日　第1刷発行
著者　和田秀樹
発行者　清田名人
発行所　株式会社内外出版社
〒110-8578
東京都台東区東上野2-1-11
電話　03-5830-0368（企画販売局）
電話　03-5830-0237（編集部）
https://www.naigai-p.co.jp/
印刷・製本　中央精版印刷株式会社

ISBN978-4-86257-652-1